LUCIANA BRITES

brincar é fundamental

NOTA DO PUBLISHER

Sou mãe de três e avós de dois, além de tia. Sei bem que quase nunca sabemos como aproveitar os momentos divertidos e de brincadeiras para ajudar nossos pequenos a se desenvolverem do jeito mais adequado. Isso me faz ter ainda mais orgulho de apresentar a você este novo livro da Lu Brites, uma profissional incrível que está aqui desta vez para resgatar a importância do brincar e nos ensinar mais sobre essa atividade tão presente na vida de uma criança. A autora nos mostra que brincar não é um mero divertimento para as crianças, mas um importante aliado no desenvolvimento delas, em especial do período do nascimento até os 6 anos.

E esse conhecimento tão valioso sobre o desenvolvimento infantil que a Lu nos passa não se limita a pais e educadores – ele extrapola para qualquer um que tenha contato com crianças e queira estimular suas habilidades corretamente. E o melhor de tudo: ela fala de um jeito simples e prático e mostra que é com simplicidade a melhor maneira de fazer isso.

Como avó, aprendo com essa autora tão querida desde sua primeira publicação conosco – o livro *Como saber do que seu filho realmente precisa?*. De lá pra cá já foram mais dois livros publicados e agora contamos com este, o quarto, que você tem em mãos.

Rosely Boschini – CEO e Publisher da Editora Gente

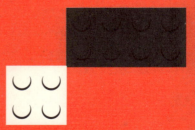

LUCIANA BRITES
CEO DA NEUROSABER

brincar é fundamental

Como entender o neurodesenvolvimento e resgatar a importância do brincar durante a primeira infância

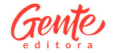

Diretora
Rosely Boschini

Gerente Editorial
Rosângela de Araujo Pinheiro Barbosa

Editora Assistente
Franciane Batagin Ribeiro

Assistente Editorial
Rafaella Carrilho

Controle de Produção
Fábio Esteves

Preparação
Luciana Bastos Figueiredo

Projeto Gráfico e Diagramação
Vanessa Lima

Revisão
Mariane Genaro

Capa
Vanessa S. Marine

Impressão
Rettec

Copyright © 2020 by Luciana Brites
Todos os direitos desta edição são
reservados à Editora Gente.
Rua Original, 141/143
São Paulo, SP — CEP 05435-050
Telefone: (11) 3670-2500
Site: www.editoragente.com.br
E-mail: gente@editoragente.com.br

Dados Internacionais de Catalogação na Publicação (CJP)
Angélica Ilacqua CRB-8/7057

Brites, Luciana
  Brincar é fundamental: como entender o neurodesenvolvimento e resgatar a importância do brincar durante a primeira infância / Luciana Brites. – São Paulo: Editora Gente, 2020.
  176 p.

  ISBN 978-65-5544-035-5

  1. Crianças - Desenvolvimento 2. Psicologia infantil 3. Brincadeiras - Aspectos psicológicos 4. Brincadeiras - Aspectos sociais I. Título

20-2930   CDD 155.418

Índice para catálogo sistemático:
1. Psicologia infantil: Brincar: Desenvolvimento

DEDICATÓRIA

"Há um menino
Há um moleque
Morando sempre no meu coração
Toda vez que o adulto balança
Ele vem pra me dar a mão [...]

[...] E me fala de coisas bonitas
Que eu acredito
Que não deixarão de existir
Amizade, palavra, respeito
Caráter, bondade, alegria e amor [...]"*

Dedico este livro a cada criança,
a cada mãe, a cada pai, a cada avó,
a cada avô, a cada tia e tio, a cada professor,
a cada gestor, a cada profissional
da saúde e da educação.

Dedico este livro a todas as pessoas
que fazem e continuarão fazendo a
diferença na vida das nossas crianças!

---

* "BOLA de Meia, Bola de Gude". Intérprete: Milton Nascimento. In: MILTONS. Rio de Janeiro: Discos CBS, 1988. Faixa 9.

AGRADECIMENTOS

Amei escrever esta parte do livro pois me fez refletir sobre o quanto somos dependentes um do outro para alcançarmos nossos objetivos. Não somos nada sozinhos, pelo contrário: todos fazemos parte de uma grande construção na qual cada um coloca um tijolinho por vez. E depois outro. E lá vai mais um. É uma grande oportunidade estarmos sempre "em obras", afinal, somos seres em construção!

Agradeço primeiramente a Deus: ao Pai, ao Filho e ao Espírito Santo – sempre presentes.

Obrigada a meus pais, Mizael e Divina, pela presença que sempre permanecerá. Obrigada Clay pelo apoio total, geral e irrestrito. Em quase trinta anos juntos, não só nunca cortou minhas asas, como sempre me incentivou a voar cada vez mais longe.

Obrigada aos meus três grandes amores, Helo, Gustavo e Maurício por me dividirem com tantas outras crianças. Acreditem: não é nada fácil ceder a atenção e o tempo de sua mãe e ainda alegrar-se com isso! Vocês sabem que estão junto comigo em cada livro, palestra e trabalho. Amo vocês!

Obrigada ao meu Neurotime, à Lúcia, quem me ajuda nas tarefas de casa, e aos meus irmãos.

Que prazer poder deixar meu agradecimento a vocês aqui, nesta obra, que certamente tem um tijolinho de cada nome citado.

Amo todos vocês!

SUMÁRIO

APRESENTAÇÃO 10
INTRODUÇÃO Intervalo de ouro... 12
CAPÍTULO 1 Por onde começar?..................................... 22
CAPÍTULO 2 Tudo a seu tempo..34
CAPÍTULO 3 Você é o potencializador da sua criança.................. 48
CAPÍTULO 4 Passo 1: Aprendizagem 58
CAPÍTULO 5 Passo 2: Brincadeira.................................... 72
CAPÍTULO 6 Passo 3: Cognição 82
CAPÍTULO 7 Passo 4: Desenvolvimento.........................94
CAPÍTULO 8 Como estimular sua criança ao longo da primeira infância.................................106
CAPÍTULO 9 O simples que funciona............................120
CONCLUSÃO Os filhos que vamos deixar para o mundo 130

ANEXO I 11 brincadeiras simples que funcionam 137
ANEXO II Indicadores do Desenvolvimento Infantil.............. 145

NOTAS 161

APRESENTAÇÃO

É com muita alegria que apresento a obra *Brincar é fundamental*, de Luciana Brites. A autora, pedagoga e psicopedagoga aborda temas de extrema relevância para o desenvolvimento infantil, com embasamento científico e, ao mesmo tempo, linguagem clara e acessível a todos os públicos.

Com foco na primeira infância, período que se estende do nascimento até os 6 anos da criança, a autora apresenta informações relevantes sobre o desenvolvimento infantil sob diferentes perspectivas, como a neurológica, a cognitiva, a motora e a emocional; aborda a interação entre ambiente e aspectos biológicos, a importância da estimulação e as interfaces com a escola e a família, dentre outros temas. Desfaz alguns mitos, como a necessidade de estimulação formal excessiva e contínua, e retoma alguns conceitos, como a importância do cuidado parental na primeira infância.

Tomando como ponto central o brincar, Luciana explica sobre como essa atividade pode estimular o desenvolvimento infantil. Assim, os familiares e os profissionais que lidam com crianças na primeira infância, especialmente os educadores, podem conhecer de maneira profunda cada aspecto dessa fase e as ricas possibilidades que a brincadeira traz para o desenvolvimento em diferentes idades.

Ao abordar as etapas específicas do desenvolvimento, apresentando o que já se espera da criança em cada fase e como o adulto pode ajudar no estímulo das habilidades, esta obra exprime sua relevância para a educação na escola e na família. Pais, cuidadores, educadores e outros profissionais que trabalham com a primeira infância poderão usar os conhecimentos e as sugestões do livro, unindo as teorias científicas às práticas cotidianas, de modo a fomentar o desenvolvimento integral e pleno de nossas crianças.

Profa. Dra. Alessandra Gotuzo Seabra
Psicóloga com mestrado, doutorado e
pós-doutorado em Psicologia Experimental.

INTRODUÇÃO
intervalo de ouro

"O homem que eu sou é a criança que eu fui." A frase que o escritor português José Saramago[1] escreveu em sua biografia resume de maneira poética a importância dos primeiros anos de vida para a formação de um indivíduo. E, cientificamente falando, isso também é verdade. Cada vez mais estudos provam que aquilo que os especialistas chamam de primeira infância, período que vai do nascimento aos 6 anos, é uma etapa fundamental para o estabelecimento de diversas habilidades. Tanto que ainda costumam se referir a esses primeiros anos como o "intervalo de ouro" da criança.

Para exemplificar, vou citar uma habilidade bem comum e muito valorizada hoje em dia: o aprendizado de uma nova língua. Nas últimas décadas, inúmeras pesquisas têm demonstrado por que uma criança aprende a falar outro idioma com mais rapidez e facilidade do que um adulto. Entre elas, um estudo[2] feito pela Universidade King's College, do Reino Unido, em parceria com a Universidade Brown, nos Estados Unidos, descobriu que existe uma janela crítica de formação cerebral para o aperfeiçoamento da linguagem entre os 2 e os 4 anos. Em outras palavras, os circuitos do cérebro associados à linguagem são mais flexíveis nessa fase. Para chegar a essa conclusão, os cientistas usaram imagens computadorizadas

brincar é fundamental

do cérebro de crianças entre 0 e 6 anos com desenvolvimento cerebral normal. O que os levou a concluir, ainda, que os atrasos na aquisição da fala devem ser corrigidos o quanto antes, para aproveitar essa "vantagem" característica do período.

No entanto, o que isso significa na prática? E mais importante, o que você tem a ver com isso? Com os estímulos adequados, essa fase inicial da infância pode determinar positivamente muitos aspectos do desenvolvimento da criança lá na frente, tanto na adolescência quanto na vida adulta. E não estou falando apenas da linguagem. Todas as experiências que seu filho ou o seu aluno vivenciar nos primeiros anos vão impactar a sua aprendizagem, assim como o seu comportamento. São as famosas "janelas de oportunidades", assunto que iremos retomar ao longo do livro.

E por falar em janelas, muitos, aliás, comparam o desenvolvimento cerebral à construção de uma casa.[3] O primeiro passo é construir o alicerce, certo? A partir daí, deve-se levantar as paredes, instalar a fiação e assim por diante. Da mesma forma, o amadurecimento do cérebro parte de uma base, onde serão colocadas habilidades, das mais simples às mais complexas, sobrepondo-se umas às outras. Se essa base, que é formada no começo da vida, for sólida, as chances de o projeto ser bem-sucedido são maiores. E o contrário também acontece: experiências adversas podem prejudicar a "arquitetura cerebral", com efeitos negativos que tendem a perdurar por anos a fio. O que torna imprescindível conhecer – e respeitar – cada etapa desse processo, como vou mostrar nas páginas a seguir. E para respeitá-las, antes é preciso conhecê-las, concorda?

introdução Intervalo de ouro

UM PASSO POR VEZ

As crianças começam a aprender ainda bebês, antes mesmo do que talvez imaginem os pais. Por volta da vigésima semana da gestação,[4] o sistema auditivo do bebê já funciona. Por isso, ele começa a ouvir, gradativamente, os sons ao redor – de maneira abafada, como acontece quando estamos embaixo d'água. Pode escutar os batimentos cardíacos e os movimentos do sistema digestivo da mãe, como também os sons ambientes, entre outros. Foi o que observou uma pesquisa feita na Finlândia.[5] No último trimestre da gestação, os cientistas colocaram a canção de ninar "Brilha, brilha, estrelinha" para um grupo de mães grávidas ouvir de quatro a cinco vezes por semana. Logo após o nascimento, cada bebê ouviu a música novamente, enquanto sua atividade cerebral era avaliada. O mesmo experimento foi realizado outra vez quando as crianças estavam com 4 meses. Em comparação a um segundo grupo, formado por mães e bebês que não receberam esse tipo de estímulo na gestação, todas as crianças que foram expostos à canção de ninar apresentaram atividade cerebral diferenciada ao escutá-la. Para os pesquisadores, um sinal claro de que os pequenos reconheciam a música, ou seja, guardavam as memórias adquiridas ainda no útero. Não é à toa, portanto, que muitas mães sentem o bebê se mexer na barriga ao ouvir a voz do pai.

Com a chegada de novas tecnologias, a ciência está mostrando o quê, quando e como o bebê aprende, de maneira cada vez mais precisa – e surpreendente. Alguns movimentos, por exemplo, dão a impressão de que ele também brinca desde a fase intrauterina,[6] uma vez que, frequentemente, pode ser visto sorrindo e até mesmo mexendo e/ou mordendo o cordão umbilical em imagens de ultrassom 4D. Além de curiosas, tais

brincar é fundamental

pesquisas e evidências mostram que a criança já vem ao mundo pronta para interagir e, por consequência, aprender. E isso é apenas o começo.

Gostaria de ressaltar, no entanto, que todas as etapas do desenvolvimento devem ser valorizadas. O que nem sempre é fácil no mundo imediatista em que vivemos, em que as crianças têm as agendas cada vez mais lotadas. Por mais deslumbrados que os adultos fiquem com a "esperteza" das crianças, elas não podem ser forçadas a queimar etapas, ou seja, a avançar antes de estarem preparadas. Como na analogia da casa em construção, não há como levantar uma parede antes de fazer a fundação. Só para você ter uma ideia do que estou falando, para segurar o lápis e escrever, uma criança tem de aprimorar algumas habilidades relacionadas à coordenação motora fina. Complicado? Pois saiba que ela pode desenvolvê-las, sem maiores problemas, brincando.

Imagino que agora você começa a se fazer uma série de questionamentos. O que é normal e esperado em cada faixa etária? Quais são os marcos mais importantes do desenvolvimento? Como ajudar a criança a chegar lá? Essas perguntas são comuns e, muitas vezes, costumam tirar o sono de pais e professores. Caso tenha se identificado, fique tranquilo. É normal se perder em meio a tantas informações e tendências. Ao longo deste livro, porém, você vai descobrir qual é o seu papel nessa trajetória, seja enquanto pai ou mãe, seja como educador.

BRINCO, LOGO EXISTO

Nos primeiros anos de vida, o cérebro do bebê tem cem bilhões de neurônios e faz aproximadamente um milhão de novas conexões neurais (também

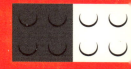

Todas as experiências que seu filho ou o seu aluno vivenciar nos primeiros anos vão impactar a sua aprendizagem, assim como o seu comportamento.

brincar é fundamental

conhecidas por sinapses) por segundo.[7] Impressionante, não é mesmo? Depois de se proliferar rapidamente nessa fase inicial, no entanto, as conexões diminuem. Esse processo, que acontece na infância e na adolescência, é chamado na neurociência de "poda" cerebral. A referência ao corte de galhos de árvores faz todo o sentido se pensarmos que as sinapses que não estão contribuindo o bastante são removidas para tornar o cérebro mais eficiente.

E se você pensa que essas conexões entre os neurônios (células cerebrais) acontecem apenas por meio de atividades intelectuais, está enganado. Claro que ler e estudar são hábitos essenciais para o desenvolvimento mental aos diversos estágios da vida. Até mesmo porque, embora existam períodos mais propícios para a aquisição de certas habilidades, somos capazes de aprender constantemente. Isso se deve à plasticidade cerebral, capacidade que o órgão tem de realizar novas conexões a fim de se adaptar a novos cenários. No entanto, quando o assunto é desenvolvimento infantil, a principal dica é: deixe a criança brincar.

Muita gente não valoriza os momentos que a criança passa brincando, o que pode custar caro lá na frente. Como assim? Eu explico: a brincadeira não serve apenas para entreter. Por meio dela, os pequenos "experimentam" o mundo: testam habilidades (físicas e cognitivas); aprendem regras; treinam as relações sociais. Isso sem contar que, ao brincar, eles têm a chance de simular situações e conflitos e, assim, compreender e organizar as próprias emoções. Não é à toa, portanto, que o brincar é um direito de todas as crianças, garantido pela Constituição Federal e pelo Estatuto da Criança e do Adolescente. Então, é "só" isso? Na teoria, sim.

Existem, porém, diferentes maneiras de otimizar esse processo no dia a dia, tanto por meio de brincadeiras em si, como também por outras atividades lúdicas. Sempre respeitando a idade – e a individualidade – de cada criança. Por isso, nos próximos capítulos, vou apresentar o método que chamei de 4 Passos ABCD para ajudar você nessa missão: Aprendizagem, Brincadeira, Cognição e Desenvolvimento. Em resumo, a partir deles, você vai entender melhor como a criança aprende; a importância da brincadeira; os processos cognitivos; e, por fim, como se dá o desenvolvimento por completo. Não será necessária uma quantidade enorme de brinquedos. Até porque, muitas vezes a família investe em presentes caros e a criança se interessa mesmo pela embalagem! Você tampouco vai precisar de aparelhos eletrônicos de última geração – esses últimos podem até atrapalhar, uma vez que a exposição excessiva a telas interfere negativamente nos hormônios, na visão e na aquisição da linguagem.[8] Mas tem uma coisa que não pode faltar: afeto.

Diversos estudos provam que quanto menos atenção a criança recebe, mais risco ela tem de desenvolver dificuldades sociais. Talvez o mais famoso deles seja uma pesquisa feita no fim dos anos 1990 em orfanatos da Romênia, encabeçado pelo pediatra e neurocientista norte-americano Charles Nelson, o Projeto de Intervenção Precoce de Bucareste.[9] Além do alto índice de abandono nessas instituições, em virtude de políticas públicas daquele país na época, as crianças eram criadas sem nenhum afeto. Para o horror dos pesquisadores, mesmo com todos os cuidados básicos, a falta de amor gerou nos órfãos déficits no QI (coeficiente de inteligência), na linguagem e na atividade neural. Usei esse exemplo drástico para enfatizar o quanto a atenção dos adultos é fundamental para o desenvolvimento cerebral. Nesse quesito, a meu ver, não há com que se preocupar. Se você está lendo este livro – pai, mãe ou educador –, certamente é porque está interessado em ajudar a sua criança a ser a melhor versão dela mesma.

brincar é fundamental

Ao contrário do que muitos acreditam, as crianças de hoje não são mais inteligentes do que as de gerações anteriores. A diferença é que, atualmente, elas recebem mais atenção e estímulos. Ao propor esse resgate da essência do brincar, com exemplos que cabem na vida de qualquer família, quero mostrar a você que o simples funciona. Com o devido incentivo, acredito que toda criança pode desenvolver todo o potencial a que foi programada. Afinal, não é só a genética que conta, o ambiente também. O desenvolvimento infantil é a junção desses dois aspectos, que também é conhecido por epigenética, ou seja, a influência das experiências e dos hábitos na expressão dos genes. Em outras palavras, se não houver o suporte ambiental para disparar os gatilhos certos, muitas qualidades não serão alcançadas. Como resume uma passagem do livro *Árvores maravilhosas da mente* (Campus), da neurocientista Marian Diamond, que eu adoro: "A experiência é a maior escultora".

Como posso ter tanta certeza? No início de minha carreira, quando ainda era professora, fui voluntária no Instituto Londrinense de Educação de Surdos. Não sabia Libras (a língua brasileira de sinais), mas, mesmo assim, dei aulas de dança para as meninas. Naquela época, também fiz estágios na periferia da cidade, onde pela primeira vez tive contato com estudantes que apresentavam dificuldades de aprendizado. Hoje, com base no conhecimento que adquiri em quase três décadas de profissão, vejo que não eram deficiências cognitivas, mas atrasos motivados por problemas sociais. A partir daí, comecei a me interessar pela maneira como o cérebro aprende e o que devemos fazer para ajudar a criança a superar os desafios. Posso dizer que este tem sido o meu propósito desde essa época. Porque, para brincar e aprender, tudo o que uma criança precisa é de oportunidade. Então, vamos colocar a mão na massa agora mesmo?

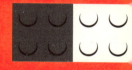

Ao contrário do que muitos acreditam, as crianças de hoje não são mais inteligentes do que as de gerações anteriores. A diferença é que, atualmente, elas recebem mais atenção e estímulos.

CAPÍTULO 1

por onde começar?

Quando nasce uma criança, nasce uma mãe. Mas também nasce um pai, um avô, uma avó, um pediatra, um professor... Porque, por mais que ela tenha sido planejada e desejada, só vamos nos tornar pais e mães, avós, educadores e pediatras ao exercermos esses papéis na prática, à medida que tivermos contato com o nosso "objeto de trabalho", ou seja, a criança. Você deve concordar comigo que acompanhar esse desenvolvimento de perto é um privilégio. E não é mentira quando dizem que passa tão rápido! O mesmo bebê, recém-nascido, parece outro aos 3 meses, já capaz de firmar o pescoço. Ou aos 6, quando começa a sentar com apoio. Que dirá aos 12, época em que geralmente dá os primeiros passinhos. O crescimento é mesmo como um desabrochar. Não por acaso, a educação infantil ganhou o nome de "jardim da infância".

Mas nem sempre foi assim, sabia? A concepção do que hoje entendemos por infância foi sendo construída ao longo da história.[10] Na Idade Média, por exemplo, a criança era vista e tratada como um miniadulto, tanto que usava as mesmas roupas e trabalhava nos mesmos lugares. Ela era considerada diferente apenas no tamanho e na força, postura que só começou a ser repensada no fim do século XVII. Em primeiro lugar, por

brincar é fundamental

causa do surgimento da escolarização. A partir daí, elas começaram a ser separadas dos adultos e divididas no que mais adiante se chamariam de turmas ou séries. Ao mesmo tempo, a família mudou seu perfil, transformando-se em uma instituição de ajuda mútua. Por fim, a Igreja influenciou essa mudança ao associar a imagem das crianças a dos anjos. E ainda ao demonstrar uma preocupação com a formação moral e religiosa delas, por meio do catecismo.

Nessa época, as crianças começaram a ser vistas também como seres indefesos e indisciplinados.[11] A partir da Revolução Francesa, em 1789, a função do Estado sofreu modificações e fez com que a saúde e a educação das crianças entrassem na pauta dos governos. Esses sentimentos em relação aos pequenos, ou seja, essa consciência de suas particularidades, provocou uma maior preocupação com a saúde física e a higiene e, por consequência, ajudou a reduzir a mortalidade infantil. Aos poucos, tudo isso levou à criação de uma nova ideia de infância no Ocidente no fim do século XX.[12]

OS PIONEIROS DA EDUCAÇÃO

Parte disso se deve às contribuições do filósofo suíço Jean-Jacques Rousseau (1712-1778), considerado um dos primeiros pedagogos da história. Rousseau, seguindo seu princípio de que todo homem nasce naturalmente bom, foi um dos pioneiros a enxergar a criança de maneira diferenciada. Em seu livro *Emílio ou Da educação*,[13] de 1762, denunciou o duro tratamento dado às crianças até então por meio da história do órfão Emílio. A obra não era exatamente um guia, mas acabou ganhando popularidade ao trazer conselhos sobre como educar cidadãos. E um deles está relacionado à importância de prestar atenção às faixas etárias,[14] e observar as características de cada etapa, o que se tornou um divisor de águas na compreensão do desenvolvimento infantil.

Séculos depois, quem jogou mais luz sobre essa questão foi a psiquiatra italiana Maria Montessori (1870-1952).[15] O que lhe chamou a atenção como médica logo de início foram as terríveis condições com que eram tratadas as crianças com deficiências em instituições psiquiátricas. Por conta disso, em parceria com um colega da Universidade de Roma, criou uma escola com um método especial para atendê-las. O desempenho de seus primeiros pacientes foi tão impressionante que a motivou a estudar mais e a fundar uma nova instituição, a Casa das Crianças, na periferia da capital italiana. Ali, Montessori pôde observar como aprendiam e se comportavam crianças com desenvolvimento dito típico, em um ambiente livre e estruturado para atender às suas demandas. Assim surgiu a Pedagogia Científica, ou seja, baseada nas evidências coletadas pelos educadores no dia a dia da escola.

A partir daí, a médica viajou pelo mundo inteiro para divulgar seu método e trocar experiências com professores de todas as partes. Montessori via as crianças como seres ativos que buscam sua independência e autonomia, e os adultos, como mediadores e catalisadores desse processo. Dessa maneira, não basta só dar o brinquedo. O que você, como pai, mãe ou professor, pode instigar na criança com esse objeto? Diversos aspectos do método Montessori acabaram por se tornar valores universais nas escolas. Entre eles, móveis da altura das crianças, redução dos castigos, educação baseada no trabalho sensorial e a valorização das descobertas científicas na prática pedagógica. E, tal qual Rousseau, Montessori destacou

brincar é fundamental

o olhar dos adultos sobre as fases do desenvolvimento infantil (as quais chamou de planos) e o que se espera da criança em cada uma delas.

ESTÍMULOS NA MEDIDA CERTA

Atualmente, quando o assunto é mediar o crescimento, em que pé estamos? Avançamos muito, é verdade. Com a ajuda de eletrodos e aparelhos de ressonância magnética, entre outras tecnologias, a partir dos anos 1990, a chamada "década do cérebro", os cientistas puderam mapear os estímulos cerebrais em tempo real e compreender melhor como acontece o desenvolvimento e a aprendizagem. Não só comprovaram os *insights* e as percepções dos educadores, como também levantaram novas hipóteses. Segundo pesquisa da Universidade de Yale, nos Estados Unidos, por exemplo, os bebês já conseguem distinguir o bem e o mal por volta dos 3 meses, como se já nascessem com um senso de moralidade.[16] Impressionante, não é mesmo?

Com tamanho conhecimento e tecnologia, poderíamos acreditar que os pequenos do século XXI estão cada vez mais equilibrados e preparados. Algumas estatísticas infelizmente refletem o contrário. Um levantamento do NHS, o Serviço Nacional de Saúde do Reino Unido, mostra que uma em cada oito crianças e jovens (entre 2 e 19 anos) tem algum problema de saúde mental, tais como ansiedade, depressão e hiperatividade.[17] A prevalência é maior naqueles de famílias de baixa renda ou para os filhos de pais que também sofrem de algum distúrbio, o que nos mostra a influência do gene e do ambiente (olha a epigenética aí). Para as crianças brasileiras, a situação não é muito diferente. Só em 2018, o número de internações por

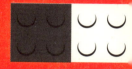

Diversos aspectos do método Montessori acabaram por se tornar valores universais nas escolas. Entre eles, móveis da altura das crianças, redução dos castigos, educação baseada no trabalho sensorial e a valorização das descobertas científicas na prática pedagógica.

brincar é fundamental

transtornos mentais entre crianças e adolescentes (entre 10 e 14 anos) cresceu 38% no país, de acordo com o Ministério da Saúde.[18]

Já em relação aos níveis de aprendizagem, nem sempre os países mais ricos são os que apresentam melhores desempenhos no Programa Internacional de Avaliação de Alunos (PISA), o principal exame internacional da área, realizado a cada três anos pela Organização para a Cooperação e Desenvolvimento Econômico (OCDE). Enquanto o Chile e o México, por exemplo, estão colocados ao lado dos países mais ricos, o Brasil está atualmente na 57ª posição entre os 79 países avaliados.[19] Onde é que estamos errando, afinal?

Na minha opinião, o problema pode estar no fato de nem todo mundo que ter acesso a fontes de qualidade, apesar da fartura de informações. Além disso, mesmo quem tem, por vezes, encontra dificuldades para aplicar o conhecimento na prática. De um lado, estão os pais que acham que nos primeiros anos as crianças não aprendem nada lá muito importante. Acreditem, já ouvi de muitos que eles pagam a escolinha "somente" para elas brincarem. Do outro, estão os que estimulam os filhos em excesso – com brinquedos, telas ou jogos que prometem alfabetizá-los antes da hora, "queimando" etapas, ou até mesmo transformá-los no "bebê Einstein".

Há também um terceiro grupo, que pode reunir tanto os pais do primeiro quanto do segundo: o daqueles que protegem tanto os rebentos a ponto de proibir que se sujem. E se você está se perguntando o que isso tem a ver com educação, eu respondo: tudo! A superproteção pode afetar a autoestima da criança. Se os adultos fazem tudo em seu lugar, ela tende a se ver como incapaz. Isso sem falar que o contato com a sujeira (sem exagero, lógico) favorece a imunidade e diminui o risco de alergias, como mostrou uma pesquisa da Universidade British Columbia, no Canadá.[20] Concluindo: sem saber de que modo, quanto ou quando estimular, todos estão meio "perdidos".

capítulo 1 Por onde começar?

A PONTA DO ICEBERG

Por essa razão, querido leitor, convido você a encarar a primeira infância de maneira estratégica. Passar no vestibular, preocupação número um de boa parte dos pais desde o primeiro dia de aula do filho, é importante, eu sei. Mas o sucesso dele começa a ser pavimentado bem antes disso, vale lembrar. Como falei antes, as primeiras "aulas" acontecem dentro do útero. Porque tanto o desenvolvimento físico quanto o cognitivo do bebê são influenciados pelo estilo de vida da gestante.

Ao longo dos nove meses, ocorre uma espécie de programação metabólica que vai impactar a sua história a curto e a longo prazo. A carência de ácido fólico (vitaminas do complexo B), só para citar um exemplo, pode causar lesões neurológicas graves.[21] Aqui se inclui a mielomeningocele, malformação congênita na coluna vertebral. Para garantir que os níveis do nutriente estejam adequados no momento da concepção, os médicos recomendam a ingestão de ácido fólico pelo menos três meses antes de engravidar e ao longo do primeiro trimestre de gestação. Além disso, a fortificação de farinha de trigo e de milho com ácido fólico é obrigatória no Brasil desde 2002.[22]

Essa programação continua nos primeiros anos, período de maior plasticidade cerebral de toda a nossa existência. E na fase em que as janelas de oportunidades estão "abertas", as conexões neurais que forem estimuladas são as que vão se sobressair, lembra? Nesse contexto, é preciso ganhar tempo: quanto antes possíveis transtornos mentais ou de aprendizagem forem diagnosticados e tratados, melhor. Pois agora as chances de o cérebro contorná-los são maiores. Se a ingestão de ácido fólico na medida ideal contribui para a formação do cérebro, são os estímulos adequados que vão aperfeiçoar o órgão. E os impactos, em ambos os casos, se estendem até a vida adulta.

brincar é fundamental

Costumo dizer, então, que o desempenho escolar é apenas a ponta do iceberg. Por "baixo", estão as inúmeras habilidades, intelectuais e emocionais, que o aluno tem de desenvolver. Da mesma forma, diante de alguma dificuldade nesse processo, devemos analisar a situação como um todo. Porque os comportamentos, sejam bons ou ruins, são resultado de um processo.

Acredito sinceramente que essa mudança de paradigma pode alterar o destino de uma nação. Agora falei bonito! Então, vamos aos fatos. De acordo com uma pesquisa feita pelo Prêmio Nobel de Economia James Heckman, para cada dólar investido na primeira infância, o retorno seria de 7 dólares no futuro.[23] O cálculo, que ficou mundialmente conhecido como Equação Heckman, leva em conta benefícios como a escolaridade, o desempenho profissional e os gastos com o sistema penal. Para chegar a essa conclusão, o pesquisador avaliou os dados do Perry Preschool Project, um experimento social realizado com 123 alunos nos Estados Unidos a partir de 1962. As crianças foram divididas em dois grupos, sendo que o primeiro recebeu uma educação infantil de qualidade, e o segundo, não. "O consenso quando comecei a analisar os dados era de que o programa não tinha sido bem-sucedido porque o QI dos participantes era igual ao de não participantes", disse Heckman em entrevista à BBC News Brasil. No entanto, ao se debruçar sobre outros aspectos, ele notou que os participantes do primeiro grupo possuíam melhores habilidades emocionais e sociais ao se tornarem adultos.

Mais de cinquenta anos depois do início do projeto, em 2019, Heckman fez uma nova pesquisa em parceria com a Universidade de Chicago para confirmar os resultados. De quebra, descobriu ainda que os benefícios se prolongaram nas gerações seguintes: os filhos dos participantes do primeiro grupo também apresentavam maior escolaridade e tinham melhores

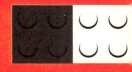

O desempenho escolar é apenas a ponta do iceberg. Por "baixo", estão as inúmeras habilidades, intelectuais e emocionais, que o aluno tem de desenvolver.

brincar é fundamental

empregos. Parece que o QI não merece toda a fama que acumulou ao longo das últimas décadas, afinal.

DE ESPECTADORES A FORMADORES

Mas, se você também achava que merecia, está tudo bem. Quando acompanhamos a jornada do desenvolvimento de uma criança, é normal criar nossas próprias histórias e expectativas. Eu mesma, logo que cheguei da maternidade com a minha primeira filha, Heloísa, que hoje tem 20 anos, gostava de vê-la sorrir enquanto dormia no berço. *Com o que será que ela sonha?*, eu me perguntava. O meu marido, que na época estava se especializando em pediatria, cortava o meu barato. "O sorriso nessa fase é apenas reflexo", dizia. Mas eu não ligava. Dizia que era sonho e pronto. No momento que aquele ser que entra na nossa vida, desperta na gente algo fascinante e, ao mesmo tempo, assustador. Afinal, tudo o que é desconhecido causa insegurança. E as dúvidas vão muito além, claro. Quando olhamos para o bebê, tão pequeno e frágil no nosso colo, queremos saber também o que se passa na cabeça dele. Será que nos entende, escuta, reconhece?

Parar para refletir sobre isso, como você está fazendo agora, faz toda a diferença. Para os pais, a felicidade dos filhos é a coisa mais importante do mundo. Para os educadores, é o sucesso acadêmico e profissional dos alunos. Para pediatras, psicólogos, fonoaudiólogos e demais profissionais que atuam no desenvolvimento infantil, são as intervenções bem aplicadas que previnem ou revertem possíveis déficits. Cada um à sua maneira, todos querem o melhor para a criança – e isso significa consistência a longo prazo. Entender que temos um papel determinante nos dá satisfação, mas

capítulo 1 Por onde começar?

também responsabilidade, especialmente no Brasil, um país com tantos e conhecidos problemas sociais. Deixamos de ser simples espectadores para nos transformar em formadores. Acima de filhos, alunos ou pacientes, o legado que vamos deixar para o mundo são seres humanos de verdade.

TRÊS CURIOSIDADES SURPREENDENTES SOBRE O CÉREBRO DOS BEBÊS

1. Os neurônios se proliferam e se tornam mais especializados à medida que o bebê recebe estímulos para adquirir mais habilidade e mobilidade.[24]

2. Com dois ou três dias de vida, já identificam expressões faciais a uma distância de 30 centímetros (a mesma entre o bebê e a mãe durante a amamentação).[25]

3. O cérebro sozinho consome cerca de 65% da energia do bebê.[26]

CAPÍTULO 2
tudo a seu tempo

"**P**ara tudo há uma ocasião, e um tempo para cada propósito debaixo do céu: há tempo de nascer e tempo de morrer, tempo de plantar e tempo de arrancar o que se plantou [...]."[27] Esse versículo do livro de Eclesiastes traz uma reflexão sobre o assunto que gostaria de debater neste capítulo. A passagem trata das fases da vida, ressaltando a importância de vivermos com consciência cada uma delas, das mais alegres às mais tristes. Sem atropelos, uma vez que todas elas nos ensinam alguma coisa – o que, para mim, está diretamente ligado às razões pelas quais pais e educadores por vezes não conseguem estimular crianças e alunos de maneira efetiva, mesmo com tanto conhecimento à disposição. Se você gostou da lição por trás da passagem, mas não entendeu a relação entre o tempo e o desenvolvimento infantil, fique tranquilo. A seguir, vou me aprofundar nessa e em outras causas que fazem pais, educadores e outros profissionais "queimarem" importantes etapas, deixando-os cada vez mais perdidos, e tudo vai fazer sentido para você também.

brincar é fundamental

CAUSA 1: a falta de compreensão das fases do desenvolvimento

Como falei no início, a primeira infância (0 a 6 anos) é um período de grande crescimento, tanto físico como neurológico. Mês a mês, o bebê cresce a olhos vistos. Às vezes, "perde" roupas antes mesmo de usá-las. Paralelamente, vive como se fosse um grande cientista: observa, experimenta, aprende e evolui na mesma proporção, para orgulho e surpresa dos adultos ao redor. Por isso, os especialistas se referem a essa fase com o sugestivo nome de "janela de oportunidades". Cronológica e biologicamente falando, existe um tempo determinado, ou seja, mais adequado, para o desenvolvimento do seu filho. E compreender como o cérebro dele amadurece, o que vai afetar o modo como ele aprende e se comporta, é essencial para ajudá-lo a chegar lá com naturalidade – não se preocupe, vamos retomar e aprofundar esse assunto no Capítulo 4. Viu como a frase que citei no início ilustra bem essa situação?

Entretanto, falta de clareza sobre esses aspectos gera o que chamo de desequilíbrio de prioridades. Isso significa que o esforço e a atenção – dos pais, dos professores ou de outros profissionais que cuidam do bem-estar da criança –, tendem a ser direcionados para estímulos que não farão diferença, de fato, no seu desenvolvimento em detrimento de outros que, por parecerem simples demais a princípio, serão deixados de lado. Aliás, já disse e vou repetir quantas vezes forem necessárias: a simplicidade é o mote do desenvolvimento infantil. São as próprias crianças que nos mostram isso no dia a dia.

Não importa quanto tempo e dinheiro os pais gastem na loja de brinquedos, elas sempre preferem os potes e as panelas guardados no armário abaixo da pia. Quem nunca viu isso acontecer? Viralizado na internet, existe um vídeo de um bebê que, sentado em um cadeirão, recebe um brinquedo e um objeto aleatório por vez. Na primeira cena, ele ganha um molho de chaves e um brinquedo. Por qual ele se interessa? Exato, o pequeno leva as chaves à boca imediatamente. Na segunda, um celular e um brinquedo. De novo, ele deixa o brinquedo de lado e sua mãozinha vai direto ao aparelho. O "teste" se repete mais algumas vezes com outros objetos e o resultado é sempre o mesmo. Usei esse "viral" para mostrar que, na ânsia de oferecer o melhor estímulo, com o melhor material, no melhor horário, você pode atrapalhar em vez de ajudar. Ou, em bom português, meter os pés pelas mãos.

As telas – celulares, *tablets* e afins – são outro exemplo comum. Há diversos estudos que mostram os males causados pelo seu uso excessivo e precoce, como falei anteriormente. Uma das últimas evidências sobre esse debate foi trazida por um estudo[28] feito no Canadá com base na avaliação de 2,5 mil famílias com crianças na faixa dos 2 anos ao longo de cinco anos. Nesse intervalo, os cientistas observaram que, inicialmente, as crianças passaram cerca de dezessete horas por semana em frente às telas. O período aumentou para vinte e cinco horas, em média, aos 3 anos. No entanto, aos 5 anos, na época em que as crianças iniciaram a educação infantil, caiu para onze horas. Foi observado que aquelas que passavam mais tempo nessa atividade ficaram para trás na aquisição da linguagem e da comunicação, na resolução de problemas e no aprimoramento da coordenação motora fina (desenhar, pintar, manusear pequenos objetos etc.) e grossa (correr, saltar, chutar etc.). Já vi muitas famílias saírem da maternidade com um *tablet* para o bebê, acredite, por acharem que esse tipo de tecnologia vai deixar a criança mais inteligente. Estudos assim provam exatamente o contrário.

brincar é fundamental

Por isso a falta de destreza dos "nativos digitais" para segurar o lápis tem preocupado especialistas mundo afora. De acordo com a Fundação Heart of England,[29] do Serviço Nacional de Saúde da Inglaterra, a dificuldade é consequência do uso excessivo das telas em detrimento de outras atividades que fortalecem o controle dos músculos das mãos. Por essa razão, nos últimos dez anos, houve um aumento de alunos naquele país que precisam da ajuda de terapeutas ocupacionais para aprender essa habilidade. Antes que você diga "mas agora tudo é digital, Luciana, não precisamos mais de lápis e caneta", fique sabendo que a agilidade com ambos é essencial para a alfabetização. Não porque seu filho vai ter a letra mais bonita da classe, e sim por causa do estímulo cognitivo promovido pela escrita.

Em entrevista ao jornal *The New York Times*,[30] a professora Virginia Berninger, da Universidade de Washington (EUA), que já publicou diversos estudos sobre o tema, explica: "Essa ideia de que a caligrafia é apenas uma habilidade motora está errada. Usamos as partes motoras do nosso cérebro, o planejamento e o controle motor, mas muito mais importante é a região do cérebro onde o visual e a linguagem se unem, onde os estímulos visuais realmente se tornam letras e palavras escritas". Eu não poderia concordar mais. Por que não deixar a criança montar, apertar, rasgar... enfim, trabalhar a motricidade brincando? Essa falta de clareza sobre como o cérebro funciona faz com que alunos considerados típicos, ou seja, que não apresentam nenhum déficit, desenvolvam problemas de aprendizado.

É fácil entender, então, por que a Sociedade Brasileira de Pediatria (SBP), seguindo a linha de várias associações médicas no mundo inteiro, restringe o uso de telas na infância.[31] Até os 2 anos, a recomendação é evitar a exposição, mesmo que passivamente. Entre 2 e 5 anos, o uso deve ser limitado a uma hora por dia no máximo, sempre com supervisão. Já entre 6 e 10 anos,

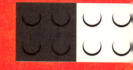

Cronológica e biologicamente falando, existe um tempo determinado, ou seja, mais adequado, para o desenvolvimento do seu filho. E compreender como o cérebro dele amadurece, o que vai afetar o modo como ele aprende e se comporta, é essencial para ajudá-lo a chegar lá com naturalidade...

esse intervalo pode ser estendido para duas horas no máximo, enquanto entre 11 e 18, para três horas. E, em todas as idades, a SBP sugere que elas sejam retiradas durante as refeições e desconectadas de uma a duas horas antes de dormir. Ah, mas são tantas regras! Sim, pode ser. Mas, quando não se tem clareza para onde vai, qualquer lugar serve, não é mesmo? Para evitar que pais e educadores fiquem ainda mais confusos, a minha intenção é que as ideias apresentadas ao longo do livro sirvam como um norte para facilitar essa jornada.

CAUSA 2: a desvalorização da educação infantil

Historicamente, a educação da criança foi responsabilidade exclusiva da família durante séculos.[32] Como vimos no Capítulo 1, ela aprendia tradições e regras culturais no convívio com adultos e outras crianças. Isso começou a mudar a partir do século XIX, por conta industrialização da sociedade, que impulsionou a entrada em massa da mulher no mercado de trabalho e, assim, alterou a maneira da família de cuidar e educar os filhos. As primeiras creches, escolas maternais e jardins de infância tinham, portanto, um objetivo assistencialista, isto é, de atender as demandas de guarda, higiene e alimentação dos pequenos. Há relatos de que o cunho pedagógico surgiu no século XIX, na Europa e nos Estados Unidos. Por aqui, as propostas variavam de acordo com o contexto social: as instituições públicas, que atendiam as camadas mais populares, mantinham um perfil assistencialista, enquanto as privadas já mostravam ênfase na socialização e na preparação para o ensino formal.[33] E foi somente no século XX, já nos anos 1970, que surgiu a preocupação com uma educação

capítulo 2 Tudo a seu tempo

de qualidade desde os primeiros anos e para todas as classes. Um direito que só foi assegurado pela Constituição Federal de 1988 e garantiu a oferta de creches e escolas a crianças de 0 a 6 anos.

Comecei por essa análise histórica, com base na pesquisa de colegas pedagogos, para mostrar que a valorização dos primeiros anos do desenvolvimento infantil é algo recente na educação brasileira. Por consequência disso, ainda hoje, as famílias acreditam que as crianças pequenas vão à escola apenas para "brincar". Então, não investem muito nessa fase, uma vez que preferem economizar para o Ensino Médio e os cursos preparatórios para o vestibular. O que considero um "tiro no pé" no processo escolar. Exagero? Calma, eu explico. Você deve lembrar que os primeiros anos de vida são marcados por um enorme desenvolvimento neural. Como o potencial para a conquista de inúmeras habilidades se destaca nessa fase, sem os estímulos adequados, as janelas de oportunidade podem ser desperdiçadas. É na primeira infância, portanto, que vamos criar uma espécie de base cognitiva, que será aperfeiçoada nos anos seguintes.

Outro erro que resulta desse menosprezo inconsciente da capacidade da criança no começo da vida tem a ver com o incentivo à autonomia. Costumo brincar que em muitas famílias, os adultos – sejam os pais, os avós ou a babá – são a mão da criança. Afinal, são eles que dão banho, colocam a roupa, dão de comer... mesmo quando ela já consegue fazer tudo isso sozinha. Como dizia Maria Montessori, qualquer ajuda desnecessária é um obstáculo para o desenvolvimento. Claro que temos de respeitar a faixa etária. Mas como é que a criança vai adquirir uma nova habilidade, se não a praticar, certo? A aprendizagem é uma construção individual, cumulativa, baseada nas experiências diárias. Vejamos! Para aprender a escrever, antes a criança tem de aprender a comer sozinha, pois, quando

brincar é fundamental

manuseia a colher, o que já pode ser incentivado a partir dos 10 meses, ela treina a coordenação do olho-mão. E essa demanda de usar os olhos e as mãos simultaneamente, conhecida por integração visomotora, é essencial no processo da escrita.

CAUSA 3: a ansiedade dos pais

A pressa, com certeza, também está por trás dessa mania de fazer tudo pelas crianças. Na correria do dia a dia, para economizar tempo, quantas vezes não repetimos "deixa que eu faço"? Ou então, "anda, logo, vamos nos atrasar"? Assim, sem perceber, negamos diversas chances de elas se tornarem mais independentes. Nós, adultos, vivemos apressados e não temos mais paciência para esperar as crianças se desenvolverem. Além de tentar, elas precisam errar para aprender. E tudo isso exige tempo – e aqui se inclui a alfabetização. Depois não entendemos por que há tantos alunos com dificuldades comportamentais. Eu disse alunos porque, de modo geral, é na escola que essas questões aparecem ou, como já presenciei em alguns casos, "estouram".

E não faltam exemplos do quanto essa ansiedade pode interferir no desenvolvimento. A criança mal começa a engatinhar e os pais já se perguntam: quando será que ela vai dar os primeiros passinhos? Para acelerar o processo, logo compram um andador. Claro que não há nada de errado em sonhar com as futuras conquistas do filho desde cedo. No entanto, como venho destacando até aqui, é preciso dar tempo ao tempo. Do contrário, além de atrapalhar o desenvolvimento, você pode colocá-lo em risco (saiba mais informações sobre isso no quadro ao fim do capítulo). Imagino que, certamente, você já ouviu algum tipo de alerta a respeito do perigo do andador. Insisto em dizer: não é a falta nem o excesso de informação o maior problema, e sim a ansiedade dos adultos. Em grupos de mães nas redes sociais, a pergunta sobre quando colocar o bebê no andador é frequente. Geralmente, vem com a ressalva "eu sei que é proibido, mas o filho da Fulana usou e não aconteceu nada, não me julguem". Não se trata de julgar, mas de olhar para a infância com responsabilidade – o que é o oposto de acelerar os processos, certo?

No desejo veemente de criar "gênios", os pais matriculam os filhos em um milhão de cursos. Além da escola, a criança tem aula de natação, artes, robótica, música etc. A agenda dos pequenos não deixa nada a desejar à de CEOs de multinacionais, como se eles fossem miniexecutivos. O que, para piorar, gera ainda outros problemas para o já corrido dia a dia dos pais. São tantos os compromissos das crianças, que, para dar conta do calendário delas, os adultos acabam por se transformar em "mãetoristas" ou "paitoristas", por exemplo

Não estou falando que o seu filho não deva participar de atividades extracurriculares, especialmente os esportes. Acontece que essas atividades, em excesso, podem roubar o tempo precioso que ele tem para brincar ou mesmo para não fazer nada! Já ouviu falar em ócio criativo? O conceito foi criado pelo sociólogo italiano Domenico de Masi,[34] no ano 2000, para ressaltar que o sucesso depende de estudo e de trabalho, mas também de tempo livre para fomentar a criatividade. Na infância, isso quer dizer ter tempo para ser criança. Além disso, uma agenda lotada pode gerar estresse, assim como acontece com os adultos. Lembre-se: a criança tem que ter a oportunidade se desenvolver de acordo com o ritmo dela e não de acordo com o ritmo frenético em que vivemos atualmente. Ela precisa ver o horizonte, pisar na terra, ter contato com a natureza e com os animais, enfim, sentir o mundo. E não ser engolida por ele.

brincar é fundamental

CAUSA 4: a defasagem na formação dos educadores

A formação dos educadores, ou seja, dos profissionais que vão atuar no desenvolvimento infantil diariamente, também está na raiz da questão. Atualmente, a meu ver, existe uma lacuna entre a teoria e a prática. Para piorar, esse olhar neurocientífico sobre a educação, encarando-a de maneira estratégica, ainda é pouco explorado nos currículos. A minha observação se baseia principalmente no contato com educadores nos cursos e nas palestras que ofereço, mas foi comprovada também pela pesquisa Profissão Professor.[35] Produzido pelo movimento Todos pela Educação em parceria com a Fundação Itaú Social, o estudo ouviu cerca de dois mil professores das redes municipal, estadual e privada de todo o país e concluiu, entre outros achados, que:

1) Não há um consenso sobre a formação inicial dos professores. Enquanto 29% acham que sua formação os preparou o suficiente para os desafios da docência, 34% discordam. Os que se sentem preparados estão entre os professores de etapas iniciais, que cursaram pedagogia e também entre aqueles com mais tempo de carreira.

2) Em relação à importância dos elementos trabalhados na graduação, os professores apontam que os temas que consideram mais importantes são os menos trabalhados. Entre eles, está o conhecimento sobre teorias de aprendizagem (como o aluno aprende) e o conhecimento prático sobre o planejamento de aulas.

3) Entre os participantes do estudo, 49% não recomendariam a profissão de docente para um jovem, sendo que os motivos principais são pouca valorização e reconhecimento e o salário baixo.

Você já reparou como as salas de educação infantil são repletas de cartazes nas paredes? Um estudo norte-americano[36] mostrou que os alunos de salas com muita decoração (mapas, letras, números e artes em geral) são mais distraídos. No experimento, os pesquisadores apresentaram seis aulas de ciências para alunos do jardim de infância. As primeiras três aulas aconteceram em uma sala toda decorada, enquanto o restante, em um ambiente mais "limpo". Constatou-se que o aprendizado foi maior na segunda situação. Isso não significa que não devemos criar um local acolhedor para as crianças. No entanto, o excesso de informação visual visto como algo benéfico pelos professores, na verdade, atrapalha a atenção seletiva (relacionada ao foco).

Chamei a atenção para a desvalorização da educação infantil e para os obstáculos na formação dos educadores porque cada vez mais estudos[37] destacam as recompensas geradas pelos programas voltados para essa fase, tanto individual quanto coletivamente. Muitos tendem a achar que entre os aspectos mais relevantes estão a proporção entre o número de crianças por cuidador, as instalações seguras, a higiene, os materiais utilizados ou mesmo os currículos mais estruturados. Obviamente, tudo isso deve ser considerado, no entanto, para o educador inglês Edward Melhuish, autor de diversos estudos publicados sobre o assunto, em primeiro lugar vem a interação adulto/criança – que deve ser compreensiva, afetuosa e disponível.

Veja, não quero que você se sinta culpado, caso já tenha cometido alguns (ou muitos) desses equívocos. Erramos na tentativa de acertar. Até porque é normal a gente se perder em meio a tantos "neuromitos". "Será que coloco Mozart para meu filho ouvir na gestação?" "Quanto antes ele aprender a ler, melhor?" "A vitamina 'X' vai fazer com que ele aprenda

brincar é fundamental

mais rápido?" O que proponho a você neste livro, no entanto, é um resgate. Vamos usar a neurociência a nosso favor e deixar as crianças serem crianças, a fim de que elas alcancem todo o seu potencial de maneira natural e no seu tempo.

A diferença é que agora temos consciência disso, graças à neurociência.

O PERIGO (FÍSICO E EMOCIONAL) DO ANDADOR

De acordo com a Sociedade Brasileira de Pediatria,[38] bebês que utilizam andadores levam mais tempo para ficar de pé e caminhar sem apoio. Isso sem falar que dez em cada mil atendimentos de crianças com menos de 1 ano nas emergências hospitalares estão relacionadas a acidentes com andadores. Em 70% dos casos de crianças que sofreram traumatismos com andadores havia um adulto por perto. Por essa razão, o acessório é proibido pela SBP.

Até mesmo aspectos psíquicos podem ser comprometidos pelo uso do andador. Para aprender a andar sozinho, o bebê precisa exercitar o equilíbrio, a força e... a persistência. A vida é cheia de obstáculos a serem superados e com o suporte emocional dos pais, com frases do tipo "vem, você consegue!", o bebê vai ganhar confiança para prosseguir – no presente e no futuro.

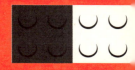

"Para tudo há uma ocasião, um tempo para cada propósito debaixo do céu: há tempo de nascer e tempo de morrer, tempo de plantar e tempo de arrancar o que se plantou [...]."

Eclesiastes, 3:1-2

CAPÍTULO 3
você é o potencializador da sua criança

Talvez você tenha sentido certa angústia diante do conteúdo até aqui e agora está imaginando que para ser um bom pai, professor ou outro profissional que atenda uma criança você tenha que compreender a fundo o cérebro, que não por acaso é conhecido também como o órgão da aprendizagem. Isso sem falar de todas as particularidades do desenvolvimento infantil que descobrimos a partir dele. Não vou mentir: compreender como se dá o aprendizado é importante, sim, e nos faz agir com mais segurança e efetividade ao lidar com nossos filhos, alunos ou pacientes. Por isso, bato nessa tecla sempre. A boa notícia, no entanto, é que você não precisa fazer cursos e mais cursos para se atualizar. Quanto mais a neurociência avança, mais fácil fica entender as dinâmicas do aprendizado das crianças. Quando comecei a me interessar pelo assunto, há trinta anos, falar em neuropediatria fazia com que as pessoas arregalassem os olhos. Essa área do conhecimento era especialidade de poucos, por isso, todo mundo pensava que o cérebro era algo quase inacessível. Mas, hoje, no século XXI, os termos e conceitos desse universo estão se popularizando. Memória, consciência, cognição: quem nunca ouviu falar deles?

Pois é, cada vez mais pesquisas estão mostrando a correlação entre o cérebro, o ambiente e a genética, com o objetivo de entender como a criança aprende no início da vida para, assim, potencializar esse processo. Então, se você faz parte do grupo que pensa que essas pesquisas são difíceis de compreender e seus resultados, pouco aplicáveis no dia a dia, preste atenção nos vários exemplos práticos deste livro que provam exatamente o contrário. É verdade que alguns são mais fáceis de entender, enquanto outros mais difíceis e abstratos. Mas é tudo uma questão de perspectiva, você vai ver.

DE QUE LADO VOCÊ ESTÁ?

Como a gente aprende desde cedo na escola, o cérebro é dividido em dois hemisférios: o direito e o esquerdo. O direito estaria ligado à criatividade e à intuição. Já o esquerdo, à lógica e à racionalidade. Houve uma época, aliás, em que eram moda testes na internet para descobrir qual lado nos "dominava". Essa dicotomia cerebral existe de fato, mas, ainda que algumas áreas específicas sejam comprovadamente ligadas a determinadas funções, o cérebro trabalha de maneira conjunta. A aprendizagem, portanto, acontece globalmente.

Isso significa que quase todas as atividades que a gente desempenha acionam várias partes do órgão, tanto do lado direito quanto do esquerdo, e que elas funcionam em harmonia. Essas partes dependem uma da outra, aliás, para realizar esquemas cerebrais (ou seja, acionar o "caminho" necessário para uma tarefa específica), processar informações e, claro, para o cérebro se desenvolver. Eu disse que a neurociência estava tornando as coisas mais simples e agora você ficou mais confuso ainda? Não tem problema. Você vai compreender melhor com o exemplo a seguir.

capítulo 3 Você é o potencializador da sua criança

Em 2016, cientistas da Universidade da Califórnia, em Berkeley (EUA), fizeram um "mapa" detalhado para mostrar como certas palavras se processam em diferentes áreas do cérebro.[39] Para isso, pediram a voluntários que ouvissem um programa de rádio com histórias curtas enquanto captavam imagens do cérebro dos participantes por meio de técnicas de ressonância magnética. Assim, observaram que certos grupos de palavras relacionadas acionavam de cinquenta a oitenta mil pontos neuronais espalhados por todo o córtex (camada mais externa do cérebro relacionada não só à linguagem, como também à consciência) e não apenas uma determinada parte do órgão. É como se cada palavra e seu significado formassem uma rede semântica no cérebro. Além disso, a pesquisa mostrou ainda que uma mesma palavra pode acionar essa rede de maneira semelhante em indivíduos diferentes, algo que ainda nunca havia sido comprovado até então. Mas como a experiência foi feita com voluntários da mesma nacionalidade, os cientistas acreditam que pessoas que falam línguas diferentes podem ter "mapas de linguagem" também distintos.

Para entrar em ação, o cérebro precisa utilizar ainda mecanismos internos e externos de mediação. Como assim? A cognição humana é o resultado do processamento de informações e uma parte desse processamento é feita fora do cérebro.[40] Sendo assim, ele interage com o ambiente externo para aumentar sua capacidade de compreensão. Sabe quando a gente utiliza uma calculadora para um cálculo mais complexo? Nesse caso, ela é um mecanismo externo de mediação. Mas, internamente, também dependemos de mecanismos para manusear essa calculadora e para entender os dados que ela está produzindo. Não são apenas os aparelhos eletrônicos que funcionam como mecanismos externos de mediação obviamente. A maneira como você estimula, cuida e ama a criança também afeta o cérebro dela – que, por sua vez, precisa desenvolver mecanismos internos para interagir com o ambiente ao seu redor. Sabia que você é o principal potencializador de tudo isso?

CAIXA DE BOAS-VINDAS

É fundamental entender esses mecanismos neurológicos, isto é, essa intermediação do meio exterior com o nosso interior para fortalecer a dinâmica cerebral, seja do seu filho, do seu aluno, seja do seu paciente. A Finlândia, país que tem o melhor sistema de educação do mundo e apresenta as melhores colocações no PISA, sabe disso há tempos. E tudo começou com uma caixa de papelão.[41]

Desde 1938, o governo passou a distribuir gratuitamente a todas as gestantes um kit de maternidade com roupas, lençóis, fraldas, produtos de higiene, brinquedos, livros e um pequeno colchão – tudo organizado dentro da tal caixa, que costuma ser utilizada como berço nos primeiros meses de vida. A ideia era oferecer a todos os bebês um começo mais igualitário, para todas as classes sociais. Em princípio, apenas as famílias de classes sociais mais baixas recebiam a "caixa de boas-vindas", por assim dizer, mas o benefício foi estendido para todos a partir de 1949.

Naquela época, o país tinha uma alta taxa de mortalidade infantil, 65 em cada mil nascimentos, e essa estatística que caiu muito nas décadas seguintes ao início da prática de distribuição da caixa. Provavelmente porque, com o intuito de melhorar a saúde materna e infantil, uma das condições para receber o kit era iniciar o pré-natal.[42] Outra ação que ajudou na queda dessa taxa e muito foi a posterior decisão do governo finlandês de retirar chupetas

capítulo 3 Você é o potencializador da sua criança

e mamadeiras da famosa caixa com a intenção de estimular a amamentação. Os benefícios do aleitamento materno são indiscutíveis e contemplam tanto as mães quanto os bebês. E, considerando que estamos falando de educação, gostaria de destacar um benefício que é menos comentado: a melhora no desenvolvimento cognitivo. Em 2015, um estudo brasileiro feito pela Universidade Federal de Pelotas em parceria com a Universidade Católica de Pelotas com 3.500 bebês tornou-se mundialmente conhecido ao associar o aleitamento prolongado (por mais de um ano) ao aumento do QI, da escolaridade e da renda.[43] Parece que no caso dos finlandeses deu certo!

Trouxe essa tradição da Finlândia porque acredito que saúde e educação não podem ser dissociadas. Resultados educacionais positivos dependem de práticas conscientes e responsáveis para com o desenvolvimento infantil. Assim, falar em melhora na educação envolve diversos fatores. Para se tornar esse modelo de educação que conhecemos e em que nos espelhamos hoje, a Finlândia olhou para as mães e os bebês no começo de tudo. Não adianta investir na educação infantil sem antes investir nos cuidados materno-infantis.

A IMPORTÂNCIA DO TOQUE

O projeto FinnBrain[44] é mais um indício de que os finlandeses levam isso a sério. A pesquisa teve início em 2010, na Universidade de Turku, com o objetivo de descobrir o impacto do ambiente e da genética no desenvolvimento e na saúde infantil. A intenção é que esse acompanhamento multidisciplinar de cerca de quatro mil famílias da região, que também envolve pesquisadores de outras universidades e países, prolongue-se por décadas. De lá para cá, os cientistas do FinnBrain estudaram desde a influência do sono

brincar é fundamental

da criança à ansiedade materna na infância, entre tantos outros assuntos relevantes da primeira infância.

Uma das pesquisas que me chamaram a atenção avaliou como se processa o toque no cérebro do bebê.[45] Que áreas seriam estimuladas quando a gente acaricia o pequeno? Os tipos de toque são todos iguais? E será que fazem mesmo diferença no desenvolvimento? Para responder a essas questões, os pesquisadores avaliaram um grupo de treze recém-nascidos de 11 a 36 semanas de idade. No experimento, eles usaram pincéis para acariciar a pele dessas crianças suavemente na região das pernas. Por que com pincéis? Por ser mecânico, esse tipo de toque não é quente, nem frio. E assim essas variáveis não influenciam o resultado da pesquisa. Em resumo, eles descobriram que as mesmas áreas acionadas em adultos e crianças por esse tipo de toque são também ativadas nos recém-nascidos – entre elas a ínsula, que fica ao meio do cérebro e é associada à empatia. O que, para os cientistas, corrobora a ideia de que o chamado toque social (como um tapinha no ombro, por exemplo) pode desempenhar uma função importante desde o início da vida. Impressionante, não é mesmo? Lamento apenas quase não termos esse tipo de pesquisa aqui no Brasil. Elas geralmente são caras, mas, por outro lado, facilitam a implementação de políticas públicas mais assertivas em prol da infância.

VOCÊ BASTA

Quem também gosta de enfatizar a importância dos adultos como mediadores é a pesquisadora Adele Diamond, professora de neurociência do Departamento de Psiquiatria da Universidade British Columbia, no Canadá. De acordo com a especialista, inúmeros estudos mostram que "o único fator que realmente

capítulo 3 Você é o potencializador da sua criança

mitiga a adversidade na infância [como estresse ou maus-tratos] é o cuidado parental completo, ou seja, a atenção responsiva, cuidadosa e acolhedora de um adulto, seja o pai, a mãe, seja outro cuidador.* Não pode bancar brinquedos, livros e eletrônicos de última geração? Tudo bem. O que a maioria de nós realmente precisa é sentir-se amada, respeitada e valorizada. Você basta".

Evidentemente, o nosso papel não é só trocar fralda, dar banho, alimentar, brincar e fazer a criança dormir – ainda que isso já ocupe o dia inteiro, especialmente nos primeiros anos. Quando pequenas, as crianças demandam todos esses cuidados. Afinal, entre todos os animais, o ser humano é um dos mais dependentes. Um cavalo, por exemplo, caminha logo após o parto. O cachorro é um pouco mais frágil. Ainda assim, desde cedo encontra o seu caminho até a teta de sua mãe, sendo que muitas vezes tem de "competir" com os demais filhotes da ninhada para ser alimentado. Em suma, os animais desenvolvem-se e se adaptam ao ambiente em curto espaço de tempo. Já o bebê humano, de tão indefeso, pode morrer se não for atendido por um, ou vários, adultos. Sobreviver é importante, claro, mas por que não dar um passo além (ou quem sabe quatro!) e oferecer algo mais a esse pequeno que depende tanto de você?

Com isso em mente, desenvolvi o método 4 Passos ABCD com quatro etapas para ajudar você, seja pai, familiar, professor ou profissional de saúde, a se tornar um verdadeiro potencializador da criança. Antes, um recado: esqueça os rótulos. Não importa se a criança é "boazinha" ou travessa, tímida ou extrovertida, ou mesmo se tem algum atraso ou diagnóstico patológico. Todas têm potencial e, portanto, você precisa acreditar nelas.

---

* Constatação feita na palestra "Lições de Neurociência" da Adele Diamond, que tive o prazer de assistir ao vivo durante o Ciclo de Debates 2019 promovido pelo Itaú Social, em São Paulo. Disponível em: https://www.youtube.com/ watch?v=axAfpYtjRVI. Acesso em: 7. jul. 2020.

brincar é fundamental

O primeiro passo vai mostrar como a criança aprende. Nele, vou me aprofundar ainda mais no desenvolvimento cerebral e o papel da psicomotricidade (integração das funções motoras e psíquicas). Na sequência, o segundo passo traz a importância da brincadeira, o melhor estímulo que você pode dar a uma criança. O terceiro passo inclui as habilidades cognitivas, que são muitas. Mas vou explicar todas de maneira didática, não se preocupe. Por último, no quarto passo você vai aprender todas as etapas do desenvolvimento infantil. De novo, não se trata de dar presentes caros. Se você não souber para qual idade o brinquedo é apropriado ou qual habilidade ele promove, ele será só mais um objeto – que talvez seja esquecido entre tantos outros jogos, carrinhos e bonecas no fundo do armário. Quem está ansioso para começar?

VOCÊ SABIA QUE...

... a amamentação também estimula outro processo fundamental para o desenvolvimento cognitivo do bebê: **o vínculo entre mãe e filho?**[46] Primeiro porque o ato aciona diferentes sentidos do pequeno, como o tato, por exemplo, acionado a partir do contato pele a pele com a mãe e com o calor do corpo dela. Essa aproximação também estimula a audição e o olfato por meio dos batimentos cardíacos e do cheiro da mãe. Já o leite em si, um alimento vivo e que atende a todas as demandas nutricionais do bebê, promove o paladar. Além disso, a sucção do seio ajuda o organismo a liberar a ocitocina, hormônio importante para a "descida" do leite. Estudos realizados em animais mostram que a ausência dessa substância faz com que eles ignorem suas crias. Por isso, os especialistas acreditam que esse processo químico por trás da amamentação pode favorecer também a ligação entre mãe e bebê.

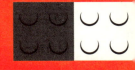

"O único fator que realmente mitiga a adversidade na infância é o cuidado parental completo, ou seja, a atenção responsiva, cuidadosa e acolhedora de um adulto. Não pode bancar brinquedos, livros e eletrônicos de última geração? Tudo bem. O que a maioria de nós realmente precisa é sentir-se amada, respeitada e valorizada. Você basta."

Adele Diamond

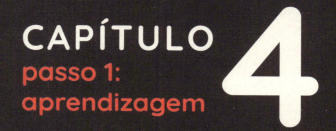

CAPÍTULO 4
passo 1: aprendizagem

O que é aprender para você? Muita gente logo pensa na educação formal, ou seja, na escola. Mas a aprendizagem vai muito além. De um modo geral, é um comportamento que resulta da interação de fatores genéticos e ambientais, que permitem a nossa adaptação ao meio. Ou é o processo pelo qual adquirimos conhecimento sobre o mundo, como define o psiquiatra norte-americano Eric Kandel,[47] vencedor do Prêmio Nobel de Fisiologia e Medicina, em 2000, por seu trabalho a respeito das bases moleculares do aprendizado e da memória.

Gosto ainda do conceito do psicólogo norte-americano Gregory Kimble[48] (1917-2006), que diz que a aprendizagem é qualquer mudança relativamente permanente no comportamento que ocorre como resultado da experiência. Então, seguindo a lógica dessas definições, que fazem todo sentido para mim, quanto mais interagimos e nos adaptamos ao meio, mais aprendemos (e vice-versa). É importante destacar que aprendizado e memória andam sempre juntos. Pois, ainda segundo Kandel, a memória é a responsável por codificar, armazenar e, posteriormente, recuperar o que foi aprendido.

Além de dinâmica, a aprendizagem é evolutiva, ou seja, acontece em etapas. Pois, como demonstrou Jean Piaget (1896-1980), um dos grandes

brincar é fundamental

pesquisadores desse tema, para compreendermos um conceito complexo, dependemos de outros mais simples, o que os educadores convencionaram chamar de conhecimento prévio. Mas existem outras etapas importantes processo:[49] a sensação, a percepção e a representação, que acontecem exatamente nessa ordem. Isso quer dizer que, ao ouvir um som estranho, como o de um bicho, por exemplo, uma criança vai se assustar a princípio. Depois, aos poucos, vai compreender de onde vem ou o que fez o barulho. E, mais adiante, o que deve fazer, seja correr, seja pedir ajuda.

Além dos fatores genéticos e ambientais que interferem na aprendizagem, vale ressaltar que tanto a neuroplasticidade (capacidade de mudança e adaptação do sistema nervoso) quanto a integridade e o desenvolvimento das estruturas cerebrais contam e muito. Então, vou falar um pouco sobre como se dá o desenvolvimento do cérebro e os principais aspectos que podem influenciar esse processo, para o bem e para o mal.

CÉREBRO: O ÓRGÃO DA APRENDIZAGEM

O sistema nervoso central é formado pelo encéfalo e pela medula espinhal, protegidos pelo crânio e pela coluna vertebral, respectivamente.[50] O encéfalo se divide ainda em: cérebro, cerebelo e tronco encefálico (FIG. 1). O cérebro, tal qual dito no capítulo anterior, é conhecido como o órgão da aprendizagem, pois é basicamente ali que a "mágica" acontece.

Como você deve se lembrar das aulas de biologia, as células do sistema nervoso são chamadas de neurônios.[51] Elas são responsáveis pela transmissão dos impulsos nervosos que vão permitir a resposta a algum sinal. Os neurônios são compostos pelo corpo celular, por dendritos e axônios (FIG. 2).

FIG. 1. OS LOBOS CEREBRAIS[52]

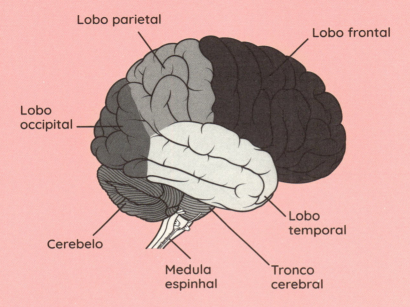

1. **Lobo frontal:** está próximo à testa e é a área mais refinada do cérebro. É responsável pelas funções executivas (atenção, controle, decisão, planejamento, entre outras), além de regular a motivação e a busca de recompensas.
2. **Lobo parietal:** participa da percepção sensorial (como a dor), do raciocínio espacial, da movimentação do corpo e da orientação.
3. **Lobo occipital:** é o centro da visão e também participa da elaboração de pensamentos.
4. **Lobos temporais:** estão próximos às têmporas, em ambos os lados da cabeça. Participam de diversos processos, entre eles a percepção auditiva e a linguagem.

brincar é fundamental

FIG. 2. A ESTRUTURA DO NEURÔNIO[53]

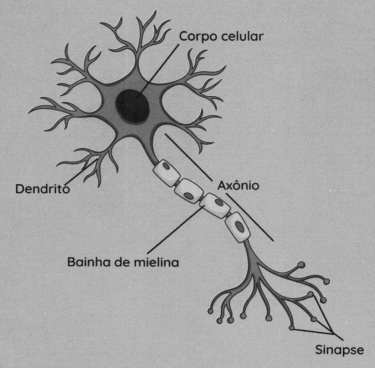

1. O **corpo celular** é onde fica o núcleo do neurônio.
2. O **dendrito** é uma ramificação que recebe os sinais químicos (informações) de outro neurônio.
3. O **axônio** é a extensão que transmite os sinais para outras células, que podem ser desde outros neurônios a glândulas ou músculos.
4. A **bainha de mielina** é uma capa de tecido adiposo que tem a função de proteger a célula, como se fosse uma fita isolante.
5. Nas extremidades dos neurônios ocorrem as **sinapses** (transmissão de impulsos nervosos).

capítulo **4** Passo 1: Aprendizagem

Em suas extremidades, encontramos também uma região denominada sinapse,[54] por onde são transmitidos os tais impulsos nervosos de uma célula a outra com a ajuda de substâncias conhecidas por neurotransmissores.

Para que essa transmissão seja realizada com sucesso, no entanto, existe uma espécie de isolamento elétrico que envolve o axônio chamado bainha de mielina, formada por uma camada de gordura e que funciona como uma espécie de fita isolante. E por que esse detalhe é relevante para você? Porque a mielinização está diretamente relacionada à aprendizagem: à medida que contribui para aumentar a velocidade de propagação do impulso nervoso, aumenta também a eficiência da transmissão de informações.[55]

Continuando a nossa "aula" sobre a anatomia cerebral, temos ainda o cerebelo.[56] Antigamente, acreditava-se que essa região – que contém 50% dos neurônios do encéfalo, apesar de ter apenas 10% do seu peso – era relevante apenas por estar associada a postura e movimento. Mas, hoje, sabemos que o cerebelo também está envolvido na automatização de memórias e atividades do dia a dia, o que inclui tarefas como a leitura e a escrita. Próximo ao cerebelo, temos o tronco encefálico,[57] que une o cérebro à medula espinhal.[58] O primeiro tem, entre outras, a função de gerenciar a frequência cardíaca e respiratória, enquanto cabe à segunda transmitir os impulsos nervosos do sistema nervoso central para as demais regiões do corpo. Não há necessidade de me aprofundar em ambos por aqui, uma vez que o foco deste capítulo é a maneira como a criança aprende.

Agora que você está familiarizado com as estruturas cerebrais, é importante entender também os fatores que podem interferir no processo de aprendizagem. Afinal, você é o potencializador da sua criança, certo? Antes, porém, uma curiosidade. Você sabia que a maturação da medula acontece da cabeça para os pés, no sentido céfalo caudal, e do centro para as extremidades, no sentido próximo distal?[59] Por essa razão, primeiro o bebê sustenta o pescoço, depois a coluna e, por fim, dá os primeiros passos. A habilidade de controle da cabeça e do pescoço é, portanto, indispensável para a habilidade de sentar e andar. Já com o cérebro, o processo se dá da parte de trás para a da frente. Sendo assim, o lobo frontal, a principal região responsável pelas funções executivas[60] (habilidades cognitivas que nos permitem controlar e regular os pensamentos, as emoções e as ações), é uma das últimas partes a "ficar pronta". Por isso, seja paciente ao cobrar do seu filho ou aluno habilidades que ele ainda está aprendendo a dominar.

DA NUTRIÇÃO AO SONO: O QUE POTENCIALIZA O CÉREBRO E A APRENDIZAGEM

O desenvolvimento cerebral tem início nos primeiros dias depois da concepção.[61] A ectoderme, camada exterior do embrião, que origina a pele, é a mesma que vai formar o cérebro. Interessante, não é mesmo? Se tudo correr bem geneticamente falando, os neurônios já terão migrado para as áreas certas e o órgão já estará totalmente formado ao final do primeiro trimestre. No entanto, seu amadurecimento continua ao longo da gestação e após o nascimento – e só vai terminar, de fato, no início da vida adulta.

Mas a epigenética, isto é, a influência das experiências e dos hábitos na expressão dos genes, também tem o seu papel. Isso quer dizer que tanto a alimentação quanto o estilo de vida da gestante interferem diretamente no desenvolvimento cerebral. A começar pela alimentação. Além do ácido fólico, existem outras vitaminas do complexo B que previnem lesões neurológicas no feto,[62] outro nutriente que vem ganhando destaque

capítulo 4 Passo 1: Aprendizagem

no cardápio das gestantes nos últimos anos é o DHA, um tipo de gordura boa da cadeia ômega 3. Encontrado nos peixes de água fria (salmão, atum, entre outros), em algumas sementes (como a linhaça) e na gema do ovo, o DHA é um importante componente da bainha de mielina.

Por essa razão, vários estudos sugerem que a carência dessa gordura pode limitar o crescimento cerebral na gravidez e no início da vida.[63] A mielinização, aliás, ocorre paralelamente à maturação cerebral, o que significa que também se intensifica após o nascimento e só termina quando a criança já está prestes a entrar na faculdade.[64] Citei apenas dois nutrientes para exemplificar a relevância da alimentação nesse caso, mas é lógico que há inúmeros outros que ajudam a "turbinar" o cérebro. Daí a importância do acompanhamento pré-natal, de modo a garantir que o bebê receba todo o suporte nutricional de que precisa.

Com o avanço da medicina fetal, a triagem está cada vez mais detalhada. Atualmente, exames de última geração buscam diferentes alterações, antes mesmo que apareçam os sintomas. A pré-eclâmpsia, por exemplo, que se caracteriza por hipertensão arterial e é responsável por 15% dos partos prematuros,[65] hoje pode ser detectada com um teste de sangue que localiza biomarcadores da doença ainda na vigésima semana de gestação. Atualmente, quase 12% dos partos ocorrem prematuramente, ou seja, antes da 37ª semana de gravidez, de acordo com dados da Associação Brasileira de Pais, Familiares, Amigos e Cuidadores de Bebês Prematuros. O problema é grave porque a prematuridade aumenta as chances de a criança apresentar transtornos de neurodesenvolvimento, como o TDAH e o autismo, entre outras sequelas.

Em suma, a ciência tem demonstrado nas últimas décadas que as experiências vividas ao longo dos nove meses de gestação podem comprometer

brincar é fundamental

o desenvolvimento da criança não apenas na gravidez, como também mais adiante. Os malefícios causados pelo uso de álcool e cigarro para a saúde física e mental do bebê, nesse caso, já são bastante conhecidos, mas não custa lembrar. De acordo com uma pesquisa da revista científica *Lancet Global Health*, todo ano, cerca de 119 mil bebês nascem com a Síndrome Alcoólica Fetal (SAF).[66] Como não existe uma dose ou fase da gestação considerados seguros para o consumo de álcool, mesmo que de apenas um drinque, os especialistas recomendam a abstinência total. O cigarro, por sua vez, aumenta o risco de prematuridade e baixo peso ao nascer. Apesar do perigo, um estudo mostrou que 87% das grávidas que fumam não largam o hábito na gestação.[67]

Sendo assim, repito: quando o assunto é desenvolvimento infantil, não dá para dissociar saúde de educação. E essa preocupação deve se estender por toda a primeira infância, tanto em relação a questões graves, como a segurança – as quedas, por exemplo, são a principal causa de internação por motivos acidentais de crianças e adolescentes no Brasil, segundo o Ministério da Saúde – quanto a outras mais simples, como a qualidade do sono, essencial para a memória e, por consequência, para a cognição. O sucesso da aprendizagem, na vida cotidiana ou acadêmica, vai depender de como a criança foi atendida e cuidada durante a gestação e os primeiros anos. Qualquer país que queira se equiparar aos altos índices educacionais da Finlândia tem que começar por aí.

COMO A PSICOMOTRICIDADE PODE AJUDAR

Aqui entra a psicomotricidade. Para quem não sabe, esse é o nome dado à "ciência que estuda o ser humano através do seu corpo em movimento em relação com o mundo externo e interno, assim como suas possibilidades de perceber, atuar, agir com o outro, com os objetos e consigo mesmo".[68] Nesse contexto, o corpo é a origem das aquisições cognitivas, afetivas e orgânicas. A prática psicomotora teve início em 1935, com o neurologista francês Edouard Guilmain (1901-1983), o primeiro a elaborar protocolos de exames para diagnosticar transtornos psicomotores.

Mas foi outro médico francês, o psiquiatra Julian de Ajuriaguerra,[69] que, em 1947, redefiniu o conceito de debilidade motora, diferenciando a psicomotricidade de outras especialidades. Ao atender feridos de guerra com membros amputados, Ajuriaguerra observou que muitos ainda sentiam dores nos membros amputados (o que é descrito na medicina como dor fantasma) e, assim, percebeu a relação entre o cérebro e o corpo. Muitos estudiosos partiram desse pressuposto para aplicar a psicomotricidade à educação, com um enfoque mais integral – como a médica argentina Dalila Molina de Costallat, que foi discípula de Ajuriaguerra, para quem educar o movimento é educar a inteligência.[70]

O prefixo psico vem do grego *psyché* (alma, espírito) e a palavra motriz está ligada a movimento.[71] Mas, considerando que estamos falando do desenvolvimento total do indivíduo, eu gosto de "traduzir" a palavra psicomotrocidade desta forma: *psi* se refere ao aspecto emocional da criança; *co*, à cognição; *motric*, ao movimento e também à força; e, por último, *idade*, à etapa da vida em que ela se encontra. Todas essas habilidades precisam ser estimuladas e desenvolvidas na infância, uma vez que o corpo deve ser visto e entendido como um todo.

Em resumo, a educação psicomotora tem o objetivo de desenvolver as capacidades do indivíduo por meio do movimento, ou seja, da ação. E por essa razão, é um instrumento de prevenção de transtornos ou dificuldades

brincar é fundamental

de aprendizagem. Estimular o aspecto psicomotor, entretanto, não precisa ser algo maçante para as crianças. A prática pode ser treinada com atividades lúdicas que despertem nos pequenos o interesse por desenvolver seus movimentos com consciência, como você vai ver no Capítulo 8.

AS PRIMEIRAS EXPERIÊNCIAS

Ufa, quanta coisa, Luciana! Mas o principal disso tudo é que o aprendizado começa bem antes do ensino formal. A escola vai apenas dar continuidade a um processo que pode e deve ser estimulado desde a gravidez. Como falei na Introdução, estudos mostram que o bebê é capaz de ouvir desde a vigésima semana de gestação – sendo que também consegue reconhecer sons que ouviu nessa fase gestacional após o nascimento.

O cérebro já nasce com as estruturas necessárias para aprender. Por isso, a primeira infância é uma etapa crucial, uma vez que 90% das conexões cerebrais são estabelecidas nesse período.[72] Lembrando que as áreas mais estimuladas são as que vão se destacar, em detrimento de outras, que serão "podadas". Para que o órgão se desenvolva por completo, portanto, a criança precisa de nutrição, cuidados e estímulos. Além de amor, é claro.

O aprendizado não só acontece desde cedo, como também a toda hora e em qualquer lugar. Em casa, no parque, na rua, ou seja, quando a criança experimenta e interage com o mundo. Mas todo o desenvolvimento passa pela construção de relacionamentos significativos, por meio do vínculo e do afeto, com as pessoas que a rodeiam. Um dos primeiros pesquisadores a observar essa relação foi o famoso psicólogo bielo-russo Lev Vygotsky (1896-1934).[73] Segundo Vygotsky, a aprendizagem é uma experiência social, pois a interação entre os indivíduos [da criança com os professores, por exemplo] permite a geração de novas experiências e conhecimento.

Muitos estudos atuais comprovam a teoria de Vygotsky, agora com o suporte da neurociência. De acordo com uma pesquisa norte-americana,[74] nas crianças que recebem o amor de mãe desde cedo, o hipocampo é até duas vezes maior que o esperado. O fato é relevante uma vez que essa região cerebral está relacionada ao aprendizado, à regulação das emoções e à memória. Além disso, a pesquisa apontou que, curiosamente, mesmo nas situações em que o afeto foi observado na dinâmica familiar nos anos posteriores, as crianças negligenciadas pelas mães na primeira infância acabaram ficando para trás. Esse estudo em especial avaliou somente a interação da mãe com o filho, destacando seus efeitos no desenvolvimento da criança nos primeiros anos e na adolescência. Entretanto, provavelmente o resultado seria parecido, caso o mesmo estudo fosse realizado com base nas interações do pequeno com o pai ou outros cuidadores.

Tudo o que uma criança vai aprender nos primeiros anos de vida, como andar, correr e falar, é o alicerce para outros aprendizados que virão no futuro. Veja, por exemplo, que crianças com bom vocabulário aos 2 anos chegam mais preparadas ao jardim de infância.[75] A aprendizagem não só acontece em etapas, como também de maneira progressiva e gradual.[76] Em princípio, uma criança segue as regras porque alguém mandou, mas, aos poucos, à medida que internaliza os motivos por trás das normas, o faz por vontade própria – e esse é um dos primeiros sinais de que ela está conquistando sua autonomia. Esse caminho será marcado pela impulsividade; então, se prepare. O controle inibitório, o que inclui desde esperar a sua vez a manter a atenção em algo por tempo prolongado, entre outras habilidades, pode ser treinado, mas também depende da maturação cerebral.

brincar é fundamental

Claro que, até interiorizar as condutas, a criança terá que repetir e repetir várias vezes as mesmas ações, pois a imitação precede a iniciativa. E isso vale para tudo: seja para aprender a andar, a falar, a respeitar o próximo... A criança aprende pelos exemplos, e não pelas palavras. Veja, então, o tamanho da nossa responsabilidade! Essa repetição, aliás, dá a segurança para aceitar desafios maiores. É por isso que ela gosta tanto de ver o mesmo filme, ler o mesmo livro, ouvir a mesma música infinitas vezes. A repetição faz com que ela se aproprie daquele conceito, o que aumenta sua confiança em si mesma.

E não posso esquecer um fator essencial ao aprendizado: a motivação. Imagine um bebê que está dando os primeiros passos. No início, o movimento é feito voluntária e vagarosamente. De tanto repeti-lo, torna-se automático no cérebro, a ponto de o pequeno fazê-lo "sem pensar". E o que o faz tentar de novo, mesmo após cair várias vezes? O apoio dos pais, a vontade de pegar um brinquedo, ou, melhor ainda, os pais com um brinquedo na mão para chamar sua atenção. Com motivação, suporte e carinho, é mais fácil aprender, em qualquer etapa da vida.

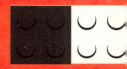

Além dos fatores genéticos e ambientais que interferem na aprendizagem, tanto a neuroplasticidade quanto a integridade e o desenvolvimento cerebral contam e muito!

CAPÍTULO 5
passo 2: brincadeira

No dicionário, brincar está associado à diversão, ao entretenimento e à recreação. No *Guia para observação e registro do comportamento infantil*,[77] o educador norte-americano Warren Bentzen ressalta que o conceito é talvez similar ao de família no imaginário das pessoas. Muita gente pensa que sabe definir o significado e a importância de ambos. Na prática, entretanto, os conceitos são mais abrangentes do que se imagina. Por isso, ao longo deste capítulo, vou me aprofundar no tema, de modo que você compreenda o que é o brincar, por que e como a sua criança brinca. Além de ser uma atividade própria da infância, ou o trabalho das crianças, como costumam dizer alguns educadores, o brincar é essencial ao seu desenvolvimento – razão pela qual se tornou um direito reconhecido e garantido por lei, como já comentei.

O que caracteriza o brincar? Existem cinco pontos principais, descritos em 1987, pelo psicólogo norte-americano John P. Dworetzky, ainda hoje atuais.[78] E quanto maior o índice de observação desses pontos em uma situação, maior a probabilidade de ela ser considerada por todos como brincar. O primeiro deles é a **motivação intrínseca**. Ou seja, a vontade de brincar, por assim dizer, tem de vir lá de dentro, mesmo que seja uma brincadeira mediada por algum adulto. O segundo se refere ao

afeto positivo. Isto é, todos precisam estar se divertindo ali. Gostaria de destacar o quanto essas duas características estão diretamente ligadas à aprendizagem. Isso porque as regiões relacionadas às emoções (sistema límbico) e à memória (hipocampo) encontram-se próximas no cérebro.[79] Possivelmente, essa é uma das razões pelas quais a criança aprende com mais rapidez quando se sente motivada e se diverte com uma disciplina.

Depois, em terceiro lugar, Dworetzky cita a **ausência de lateralidade** da brincadeira, afinal, ela não segue um padrão ou sequência. Essa falta de regras é uma grande vantagem, uma vez que permite o faz de conta. Em quarto, vem uma característica que o autor chama de **meios/fim**. Isso significa que, para quem está envolvido na brincadeira, o ato é mais importante do que o objetivo em si. Dworetzky explica que a brincadeira é um meio, não um fim. O que é até mesmo poético, se você parar para pensar. Por último, o brincar é marcado pela **flexibilidade**, ou seja, a brincadeira se adapta ao contexto. Se estiver chovendo, por exemplo, pode ser trazida para dentro de casa e assim por diante.

QUAL É A FUNÇÃO DA BRINCADEIRA?

Agora que o conceito de brincadeira está mais claro, vamos falar da finalidade do brincar. Porque embora as crianças se preocupem apenas com o meio, e não com o fim, são inúmeras as habilidades que elas aprendem brincando. Para começar, o brincar é um ato de criatividade, como já dizia Winnicott (1896-1971).* O que é fundamental para a nossa sobrevivência.

---

* Pediatra e psicanalista inglês, foi pioneiro ao estudar o papel da mãe no desenvolvimento mental da criança.

capítulo 5 Passo 2: Brincadeira

Nós não podemos apenas repetir o que aprendemos com as gerações anteriores: o tempo inteiro, a vida exige criatividade para se adaptar a novas situações. Além disso, ao brincar, a criança estimula todos os sentidos, uma atividade essencial, especialmente nos primeiros anos de vida. É por meio de sons, cheiros e gostos que o bebê conhece o mundo. O aprimoramento dos sentidos continua importante no decorrer da vida, claro, pois são os sentidos que nos ajudam a compreender o que se passa ao nosso redor a fim de tomar decisões com mais rapidez – ao ouvir o som de uma buzina, por exemplo, tanto um motorista quanto um pedestre entendem o alerta.

O brincar também ajuda a criança a ter consciência sobre o próprio corpo. Ao correr, pular, cair e levantar, ela conhece suas possibilidades e limitações, ao mesmo tempo em que desenvolve diferentes habilidades psicomotoras. Quem protege demais a criança vai gostar de saber que certo nível de "risco" pode trazer benefícios, como mostrou uma revisão de estudos da Universidade British Columbia (Canadá).[80] Os cientistas observaram que crianças que participavam de atividades ao ar livre que incluíam escalar, pular e brincadeiras turbulentas como perseguição e luta, entre outras, apresentavam melhor desenvolvimento físico e social. O risco, no entanto, deve ser controlado. Não é para deixar as crianças correrem na floresta sem supervisão, por exemplo. Por outro lado, o estudo mostrou que *playgrounds* e áreas abertas com árvores e obstáculos de diferentes alturas, com espaço suficiente para que as crianças corram livremente, são mais desafiadores.

Outra função primordial e bastante conhecida da brincadeira está relacionada à socialização. Nos jogos coletivos, a criança tem a oportunidade de lidar com regras, esperar a vez e respeitar os limites do espaço do outro, o que exige que ela aprenda a controlar os próprios impulsos (autorregulação). Já as brincadeiras de faz de conta (em que se finge ser outra pessoa) permitem que a criança trabalhe situações do mundo real e, assim, possa compreendê-las e executá-las em outro ambiente. É o que Vygotsky chama de zona de desenvolvimento proximal da criança (ZDP),[81] isto é, a distância existente entre aquilo que ela já sabe, seu conhecimento real, e aquilo que ela possui potencialidade para aprender, seu conhecimento potencial. Para Vygotsky, o brincar possibilita ainda que a criança diferencie o pensamento, as ações e os objetos. Quando sugere que um bloco é um barco, por exemplo, a criança separa o objeto de seu significado. Algo teoricamente simples, mas essencial para o desenvolvimento do pensamento abstrato.

Falar também se aprende brincando, sabia? A maioria dos pais estimula o desenvolvimento da linguagem dessa forma sem saber. Quando brinca de falar com o bebê ao telefone, por exemplo, ou o incentiva a imitar os sons dos animais. Cantigas de roda e parlendas também são ótimos estímulos nesse sentido. As brincadeiras vão ficando mais elaboradas com a idade, conforme você vai ver a seguir. E os aprendizados acompanham essa evolução. Pense em quanta coisa se pratica em um simples jogo de tabuleiro: estratégia, raciocínio lógico, comunicação. Isso sem contar que eles também servem para mostrar que às vezes a gente ganha e às vezes a gente perde, e está tudo bem. Concluindo, brincar é um ótimo exercício para a vida adulta, concorda?

AS CATEGORIAS DO BRINCAR

Como você viu, a criatividade permeia o brincar. No entanto, ao analisarmos de perto os diferentes tipos de brincadeira, percebemos que, de modo geral, elas podem ser classificadas em categorias distintas. O que fica evidente no documentário *Território do brincar*, de Renata Meirelles e David Reeks, um lindo retrato de como as crianças brasileiras brincam, do norte ao sul do país. Independentemente da região ou da classe social, podemos notar que existem muitas semelhanças nos modos de brincar. Aqui, compartilho a classificação de Piaget, uma das mais difundidas entre os estudiosos do assunto.[82] Das brincadeiras mais simples às mais complexas, o educador as divide em:

1) **Jogo funcional.** Trata-se da brincadeira que envolve movimentos musculares repetitivos, de maneira espontânea. Comum nos dois primeiros anos de vida, devido à sua simplicidade. Como quando o bebê move pernas e braços, agarra objetos, emite sons, brinca com as mãos...

2) **Jogo construtivo.** Caracteriza-se pelo uso de objetos e materiais para criar coisas. Tem início por volta dos 4 anos. Por exemplo: desenhar, montar quebra-cabeças, brincar com blocos de montar.

3) **Jogo de faz de conta.** Também é chamado de jogo dramático ou jogo da fantasia. Esse tipo de brincadeira evolui à medida que ela desenvolve a linguagem e a sua capacidade de representação (isto é, de lembrar e criar imagens mentais). É o famoso brincar de casinha, de boneca, de super-heróis, entre outros papéis. Crianças de 2 anos já brincam de faz de conta, sendo que o hábito se intensifica na idade pré-escolar. No entanto, com o tempo, passam a se interessar mais pelos jogos formais com regras.

4) **Jogos formais com regras.** São brincadeiras com normas e penalidades conhecidas, marcadas pela competição – da amarelinha à bolinha de gude. Uma vez que exige um nível de socialização maior, os jogos formais ou com regras fazem sucesso a partir dos 7 anos, período em que a criança já deixou a fase egocêntrica. No faz de conta, a diversão está no processo. Nesta categoria, está na busca por resultados positivos.

brincar é fundamental

Apesar dessas similaridades, o brincar também sofre influências culturais. Uma pesquisa[83] feita com crianças anglo-americanas e coreano-americanas em pré-escolas, nos Estados Unidos, mostrou que as do primeiro grupo eram mais competitivas, ao passo que entre as do segundo grupo havia maior cooperação. Para os pesquisadores, uma clara reprodução dos valores de suas culturas.

COM QUEM BRINCAR?

A interação tende a aumentar com a maturidade. Quando bebês, as crianças tendem a brincar sozinhas. À medida que crescem, brincam ao lado umas das outras e, já maiores, umas com as outras. Quem observou essa tendência do brincar conforme a idade e o desenvolvimento foi a socióloga norte-americana Mildred B. Parten (1902-1970),[84] há quase cem anos. Ela classificou a participação social das crianças nas brincadeiras em seis categorias: comportamento desocupado (brinca com o seu corpo, observa objetos ou pessoas ao redor que captem o seu interesse, vai de uma cadeira a outra...); espectador (observa um grupo de crianças a brincar, mas se mantém fora da ação); brincadeira solitária independente (brinca sozinha, sem interesse por outras crianças que estejam brincando ao seu lado); brincadeira paralela (também brinca sozinha e de maneira independente, mas da mesma atividade ou com os mesmos brinquedos que as crianças ao seu redor); brincadeira associativa (brinca e conversa com outras crianças sobre o que estão brincando, mas não há organização na atividade); brincadeira cooperativa ou organizada (brinca em grupo, com divisão de trabalho e subordinação do desejo individual ao coletivo).

capítulo 5 Passo 2: Brincadeira

Ainda que o trabalho de Parten tenha se tornado uma referência no sentido de estudar o envolvimento dos pequenos, hoje sabemos que eles podem se engajar em todas essas categorias, não importando a idade. Isto quer dizer que tais comportamentos não são exclusivos desta ou daquela faixa etária. Por que é importante saber o nível de interação das crianças ao brincar? Porque todas são relevantes e demonstram que a criança está se desenvolvendo adequadamente. Se uma criança não se engaja com nenhum grupo ou, então, não sabe brincar sozinha, é preciso averiguar os motivos.

Além de brincar sozinhas, umas com as outras e com objetos, hoje em dia é comum as crianças brincarem com adultos também. Uma das razões óbvias: elas têm cada vez menos irmãos. Em 1960, a média de filhos por família no país era de sete crianças, número que caiu para 1,7 atualmente.[85] Claro que isso pode fortalecer o vínculo entre pais e filhos e gerar boas memórias, entretanto, ressalto que os ganhos em relação à aprendizagem são distintos. Nos jogos formais com regras, os adultos podem deixar os pequenos ganhar sem esforço ou então frustrá-los demais ao vencer sempre. Percebe a diferença?

Sentar no chão para brincar com a criança é importante, sim. Mas se o pai ou a mãe não gostam, uma alternativa é buscar outras atividades lúdicas para motivar a ligação entre vocês. Que tal contar uma história, passear no parque, tocar um instrumento? Por outro lado, a meu ver, é realmente obrigação dos adultos oferecer oportunidades para elas brincarem, com respeito à idade e às fases do desenvolvimento, como vou mostrar no próximo capítulo. Não se deve esquecer de que elas podem e devem se sujar, pois a tal "vitamina S" faz bem à imunidade.[86]

Ainda que o brincar seja fundamental para o desenvolvimento, ou pela falta de segurança para brincar na rua ou pelo tempo que passam em frente

brincar é fundamental

às telas, é triste constatar que as crianças estão brincando cada vez menos. A agenda lotada de "miniexecutivos" também prejudica aquela que deveria ser a atividade principal da infância. Pelo menos essa é a impressão da maioria dos pais, de acordo com um levantamento feito pela Omo (marca de sabão para roupas da Unilever) em dez países, incluindo o Brasil, que envolveu cerca de doze mil crianças entre 5 e 12 anos.[87] Para 84% dos pais entrevistados, as crianças não conseguem brincar tanto quanto deveriam. 64% deles também disseram que seus filhos têm menos oportunidades para brincar do que eles tinham na própria infância. Preocupada com as consequências dessa mudança de comportamento, a Academia Americana de Pediatria recomenda aos pediatras que prescrevam uma "receita de brincar" a cada consulta de rotina nos primeiros anos de vida.[88] Como discordar?

UM AMIGO DIFERENTE

Caso surpreenda a sua criança brincando sozinha, mas "acompanhada" de um amigo imaginário, não se preocupe. Comum entre os 2 e os 6 anos, fase em que a criança oscila entre a fantasia e a realidade, esse comportamento é normal e até mesmo positivo para o desenvolvimento. Como a brincadeira dá sinais do que acontece no mundo exterior, pode funcionar como uma "ferramenta" usada pela criança para elaborar fatos do cotidiano. Por isso, o personagem inventado normalmente remete à situação que ela tem de enfrentar. Só é preciso intervir se os pais ou demais cuidadores observarem que o "convívio" com o amigo imaginário está limitando o contato com outras crianças. No mais, o amigo "vai embora" naturalmente até os 8 anos.

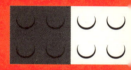

Além de ser uma atividade própria da infância, ou o trabalho das crianças, como costumam dizer alguns educadores, o brincar é essencial ao seu desenvolvimento.

CAPÍTULO 6

passo 3: cognição

A palavra pode soar como algo difícil. Mas, na verdade, cognição é apenas um nome pomposo dado aos processos mentais de aquisição de um conhecimento,[89] o que inclui não só adquirir como armazenar, recuperar e manipular as informações recebidas. Em outras palavras, é a habilidade que o cérebro tem de assimilar e processar informações para convertê-las em conhecimento, a fim de tomar decisões e/ou produzir respostas. Sendo assim, a cognição é o que, efetivamente, nos permite conhecer e interagir com o mundo ao nosso redor. Seja para falar, andar, seja até mesmo para sonhar, os processos mentais estão em plena atuação ao longo de nossa existência. São eles que governam nossos pensamentos e comportamentos.

Como já foi dito aqui, existem áreas específicas no cérebro para o processamento de cada habilidade – andar, falar, ler etc. – e elas trabalham em conjunto. Dessa maneira, a evolução dos processos cognitivos está atrelada ao amadurecimento do cérebro. É comum, então, ouvirmos o termo cognição relacionado aos atrasos do desenvolvimento infantil. De fato, testar e monitorar o desempenho cognitivo são ações essenciais para identificarmos e corrigirmos possíveis desvios o quanto antes. No entanto, todo mundo pode e deve aprimorar seus processos cognitivos. Afinal,

brincar é fundamental

graças à neuroplasticidade, o nosso cérebro consegue aprender por toda a vida. E especialmente na primeira infância, como você já sabe.

Entre as funções cognitivas mais importantes,[90] estão a memória, a atenção, a linguagem, a percepção e as funções executivas. A memória é o que possibilita codificação, armazenamento e recuperação de informações do passado. Pode ser de curto (decorar um número de telefone até ser capaz de anotá-lo sem consultar a fonte, por exemplo) e de longo prazo (informações que retemos de maneira definitiva). Mas também existem outras classificações, como memória auditiva (capacidade de interpretar sons) e a memória processual (aprendizagens automáticas). A atenção, por sua vez, diz respeito à concentração que dedicamos a uma atividade ou estímulo, o que é fundamental para o nosso cérebro conseguir processá-los. Por essa razão, a atenção permeia diversos processos cognitivos.

Já a linguagem, isto é, a capacidade de nos comunicarmos uns com os outros, é um fenômeno cognitivo complexo, que envolve inúmeras áreas do cérebro. Esse grau de refinamento é um dos principais diferenciais do ser humano em comparação a outras espécies. Por isso, alguns especialistas costumam dizer que avaliar a linguagem é avaliar todo o cérebro. Continuando nossa jornada através da cognição, chegamos a um ponto chamado de percepção. Trata-se da habilidade de captar e processar os estímulos que recebemos por meio de nossos sentidos (audição, visão, olfato etc.). Por último, temos as funções executivas, que, como dito antes, podem ser definidas como habilidades cognitivas que nos permitem controlar e regular pensamentos, emoções e ações. São, portanto, fundamentais para a nossa saúde mental e vida funcional. E o objetivo principal deste livro é que você se torne o potencializador da sua criança, certo? Então, vamos nos concentrar nas funções executivas ao longo do capítulo.

capítulo 6 Passo 3: Cognição

TUDO SOB CONTROLE

As funções executivas são associadas ao lobo frontal, que só alcança seu total desenvolvimento no início da vida adulta. Isso não quer dizer que essas funções não possam ou devam ser estimuladas desde cedo. Como explica a neurocientista Adele Diamond, que tem diversos estudos sobre o desenvolvimento das funções executivas na infância, elas se dividem em três categorias básicas:[91] **controle inibitório** (também chamado de autocontrole); **memória de trabalho** e **flexibilidade cognitiva**. Juntas, elas tornam possíveis o planejamento, o raciocínio e a execução de múltiplas tarefas, com impacto tanto no sucesso profissional quanto no pessoal de um indivíduo.

O **controle inibitório**, como pode-se imaginar, é a capacidade de resistir a um impulso e tomar a decisão mais adequada. É o famoso "pensar antes de agir", para evitar arrependimentos e se manter longe de confusão. Não é à toa que tal habilidade seja preconizada por inúmeras religiões e filosofias, dos cristãos aos budistas. Mas o autocontrole significa, ainda, realizar uma tarefa, mesmo que seja entediante ou que tenha fracassado nas vezes anteriores. Ou seja, é ter disciplina. Conceito que muitos confundem com obediência, mas é algo mais amplo.

Você já observou uma criança fazendo um castelo de areia na praia? Apesar de todos os obstáculos (maré, crianças correndo ao redor, calor), seus olhos se mantêm concentrados no objetivo. Isso se chama atenção seletiva ou focalizada, habilidade que também está ligada ao controle inibitório. Parece simples, não é? Porém, prestar atenção em uma atividade, mesmo com distrações, como quando conversamos com alguém em um ambiente barulhento, exige autocontrole. Além disso, o controle inibitório faz com que a criança, desde cedo, evite bater no amigo que tomou seu brinquedo, espere

brincar é fundamental

a sua vez, coma aquele doce que ganhou da avó antes do almoço ou fale algo inapropriado. Essa última parte, sabemos, é mais complicada, pois as crianças nos colocam em saias-justas com frequência com suas observações em público. Quem nunca?

NEURÔNIOS TRABALHANDO

Enquanto lê este livro, você está exercitando a sua **memória de trabalho**, sabia? Ela é a responsável por conseguirmos trabalhar com várias informações ao mesmo tempo, como se as unisse para encontrar um nexo nesse conjunto. Agora, por exemplo, você está relacionando o conhecimento que está adquirindo no livro com outros prévios, lá dentro do seu cérebro, para compreender o que digo. Usamos a memória de trabalho para realizar diferentes tipos de tarefa no dia a dia, como fazer contas aritméticas e anotações e simplesmente conversar (considerando que você deve compreender o que o outro fala enquanto formula a sua resposta). Dificuldades específicas de aprendizagem – como ler, escrever ou solucionar problemas matemáticos – podem estar relacionadas ao funcionamento da memória de trabalho.[92]

Também conhecida por memória operacional, ela é ainda essencial para a criatividade, que significa recombinar elementos de maneira original. No entanto, é um tipo de memória de curto prazo e sua capacidade é limitada,[93] pois só conseguimos gravar alguns elementos ao mesmo tempo. Mesmo assim, a memória operacional consegue relacionar informações guardadas na memória de longo prazo com outras armazenadas na memória de curto prazo, simultaneamente.

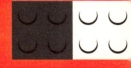

[...] a cognição é o que, efetivamente, nos permite conhecer e interagir com o mundo ao nosso redor. Seja para falar, andar ou até mesmo sonhar, os processos mentais estão em plena atuação ao longo de nossa existência. São eles que governam nossos pensamentos e comportamentos.

brincar é fundamental

Outra função executiva ligada à criatividade é a **flexibilidade cognitiva**, que trata da nossa capacidade de mudar o foco da atenção para nos ajustarmos a novas exigências – o que também depende de encontrar soluções não convencionais, ou seja, criativas. Por isso, desenvolver a flexibilidade cognitiva é crucial para a resolução de problemas. Não preciso nem dizer o quanto ser flexível nesse sentido faz diferença no cotidiano, tanto que a característica faz sucesso no mundo corporativo.[94] Mas por que a criança precisa estimular a flexibilidade cognitiva tão cedo, se ainda falta tanto tempo para arranjar um emprego? A habilidade é importante, por exemplo, para visualizar um obstáculo sobre diferentes perspectivas. E, quem sabe, em vez de encará-lo como um problema, enxergar ali uma oportunidade.

Ainda que as funções executivas sejam o que há de mais refinado no nosso cérebro, por assim dizer, elas podem ser incentivadas de maneira simples. Fique sabendo que os estímulos indicados não têm a ver com números, nem com letras, mas, sim, com brincadeiras. Com base nos estudos de Vygotsky, Diamond cita o faz de conta como um dos principais e – e talvez mais divertidos – exercícios para aperfeiçoá-las. Entenda: quando a criança tem de encenar o seu papel e, ao mesmo tempo, prestar atenção aos demais atores da brincadeira, está exercitando a memória de trabalho. Ao passo que precisa se ajustar às reviravoltas do "roteiro" (flexibilidade cognitiva) e, paralelamente, seguir as regras sociais ali exigidas (controle inibitório) para conviver com seus pares.

Sua criança quer desistir de um jogo, seja um esporte coletivo, seja um jogo de tabuleiro, no meio da partida? Insista na conclusão da atividade! Assim, ela vai treinar também a disciplina perante os obstáculos: hoje é uma brincadeira, mas amanhã pode ser a lição de casa. Outra dica para favorecer o controle dos impulsos é fazer a criança esperar. Não significa deixar o bebê chorando no berço, obviamente – veja no quadro ao fim do capítulo a importância de atender as necessidades do bebê. Crianças maiores, no entanto, têm de aprender a esperar a sua vez para falar, por exemplo.

Uma das inúmeras pesquisas de Diamond, aliás, avaliou como melhorar a resposta inibitória (ou seja, a capacidade de pensar antes de agir) das crianças.[95] Como se cria, no mundo real, o que os cientistas chamam de programação adequada de resposta? É lógico que isso muda de acordo com a idade e com o estímulo. No experimento, os cientistas mostraram duas imagens para os participantes mirins: um sol e uma lua, porém com mensagens conflitantes. A primeira imagem era usada para descrever a noite e a segunda, o dia. Então, quando as crianças eram perguntadas sobre o que cada imagem significava, no impulso por responder rapidamente, tendiam a errar mais. No entanto, na sequência, eram incentivadas a cantar uma canção entre uma resposta e outra (que dizia algo como "pense na resposta, mas não me diga"), as chances de acertar aumentavam. Simples assim.

Por falar em simplicidade, tem coisa mais elementar do que contar histórias? Essa habilidade foi decisiva para fazer o *Homo sapiens* triunfar sobre o planeta e continua imprescindível para o sucesso profissional.[96] Inúmeros estudos mostram que a contação de histórias na infância também desenvolve a memória de trabalho. Eu sei, os livros infantis não são acessíveis a todos, infelizmente, em países em desenvolvimento como o nosso. Por outro lado, a contação oral não deixa nada a desejar nesse ponto. Afinal, sem o estímulo visual da ilustração, a mente da sua criança é incentivada a "voar" para imaginar a história a partir de suas próprias memórias, enquanto presta atenção à narrativa.

brincar é fundamental

E como estimular o cérebro infantil a ser mais flexível no dia a dia? Faça coisas novas, ou seja, tente, erre e acerte, mesmo que isso envolva frustração. A frustração, na verdade, assusta mais os adultos do que as crianças, que se sentem vulneráveis diante da possibilidade de errar. Mas não podemos esquecer que tentativa e erro são o caminho para o acerto. Também é possível "forçar" o cérebro a pensar diferente quando atividades realizadas automaticamente, como a rota que vocês fazem todos os dias para ir à escola, sejam modificadas. Repito: não custa tentar!

COM EMOÇÃO!

Historicamente, o coração sempre foi o símbolo das emoções, mas é no cérebro que, de fato, são processadas. Mesmo assim, ainda hoje, as emoções são ignoradas por muitos especialistas, especialmente na sala de aula, onde a razão acaba privilegiada.[97] Como nos ensina o psicólogo e médico francês Henri Wallon (1879-1962), o primeiro a considerar as emoções e o corpo na educação, as emoções são o primeiro elo da criança com o meio.[98] Afinal, é assim que elas se manifestam antes de aprender a falar. Tal como ocorre com os demais processos cognitivos, a afetividade (ou seja, a capacidade de reagir às emoções) também vai se aperfeiçoando à medida que a criança cresce. Com o tempo, aquela criança que fazia birra por tudo vai aprender a controlar suas vontades ao ouvir um "não" dos pais, acredite.

As emoções, entretanto, continuam a influenciar nosso comportamento por toda a vida. Um exemplo é o temido "branco" na hora da prova ou de uma apresentação de trabalho. Do mesmo modo, um ambiente de estresse constante, seja a casa, seja a escola, prejudica os processos cognitivos.

capítulo 6 Passo 3: Cognição

As emoções, entretanto, não têm apenas um lado negativo. Quanto mais a criança se sente amada, segura e motivada, mais chances ela tem de alcançar todo o seu potencial cognitivo.[99]

Para lidar com as adversidades, é importante aprender a administrar as próprias emoções na infância. Existem duas maneiras de ajudar a sua criança nesse desafio. A primeira é atendê-la em suas necessidades. Atenção, isso não é o mesmo que ser permissivo. Significa oferecer um ambiente acolhedor, em que a criança sinta confiança de expressar e nomear seus sentimentos. Quando o bebê chora, por exemplo, precisa de consolo para entender que aquele estresse vai passar. O que também significa oferecer um ambiente acolhedor, em que ela sinta confiança de expressar e nomear seus sentimentos. A segunda é, como sempre, ser um exemplo. Se você tem uma boa autorregulação, suas ações valerão tanto ou mais que suas palavras. Aos poucos, a criança vai entender que as emoções fazem parte da vida. Mas, para que não sejamos reféns do ambiente, temos de dominá-las, e não o contrário.

TRABALHO DE EQUIPE

Como você já deve suspeitar, o bom funcionamento de toda a "engrenagem" cerebral é fundamental para a evolução da sua criança. A cognição é o motor da aprendizagem! Somos capazes de aprender porque o cérebro capta informações externas, organiza-as e reage de acordo, sendo que os processos mentais (em outras palavras, a cognição) participam de todas essas etapas.

Mas não é apenas a aprendizagem (a letra A do método) que depende da cognição (C) e vice-versa. A brincadeira (B), o melhor estímulo que uma criança pode receber, também afeta a ambas positivamente. E se a brincadeira

brincar é fundamental

também envolver movimento, melhor ainda. Segundo Wallon,[100] a experiência do corpo e a da mente são equivalentes na construção do conhecimento. Esse é o papel da psicomotricidade, lembra? Se nos primeiros meses de vida os movimentos são apenas reflexos, com o tempo, tornam-se controlados e ajustados às situações vividas no meio ambiente, e alguns até mesmo viram automáticos – o que é um sinal claro da ligação entre o movimento e inteligência. E o desenvolvimento (D) de modo geral, onde entra nessa história? Também está diretamente associado tanto à aprendizagem quanto à cognição e à brincadeira – como você vai ver a seguir, no quarto e último passo do método 4 Passos ABCD.

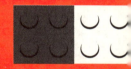

As habilidades cognitivas nos permitem controlar e regular pensamentos, emoções e ações. São, portanto, fundamentais para a nossa saúde mental e vida funcional.

CAPÍTULO 7
passo 4: desenvolvimento

O desenvolvimento engloba todas as etapas da vida, e não apenas a infância. Mas é no começo da vida, especialmente na primeira infância, em que são registrados os principais marcos do desenvolvimento – sorrir, rolar, sentar, engatinhar, falar, andar e assim por diante. O desenvolvimento não se desenha em uma linha contínua e regular, por isso, alguns especialistas também se referem a esses marcos como saltos do desenvolvimento. De fato, muitas vezes observamos que a criança aprende algo "do dia para a noite", como um salto mesmo. Pode ser aquele bebê que todo mundo achou que iria demorar mais para andar e surpreendeu com seus primeiros passos, por exemplo; ou aquele que, no mês passado, só balbuciava, e agora já fala papai e mamãe. Com tantos aprendizados e desafios no dia a dia, é nesse período também que surgem nossas primeiras impressões da vida e do mundo.

O desenvolvimento se caracteriza por três aspectos fundamentais: **evoluir, amadurecer e crescer**. Mas não é a mesma coisa? Não, e você já vai entender as diferenças.

A evolução é um conjunto de mudanças que inclui dois desdobramentos, digamos assim, da vida de uma pessoa: a filogênese (desenvolvimento

brincar é fundamental

da espécie) e a ontogênese (desenvolvimento do indivíduo). O que significa evoluir, então? O processo evolutivo compreende uma sucessão de transformações e diferenciações de maneira ascendente, de modo a se adaptar e a se aperfeiçoar de acordo com o ambiente. Às vezes, no entanto, uma pessoa pode involuir ao longo desse processo, ou seja, uma mudança pode acontecer no sentido contrário. Um exemplo é o autismo regressivo, quando o desenvolvimento da criança estagna de repente e ela perde algumas habilidades, como a fala, por exemplo. O que também vemos em alguns casos de transtornos de aprendizagem. A involução também pode acontecer com crianças típicas diante de algumas adversidades, como o nascimento de um irmão ou a separação dos pais – não raro, ela pode voltar a fazer xixi na cama ou começar a falar como um bebê.

Já a maturação consiste em tornar funcionais as potencialidades de um indivíduo, sempre correlacionadas a fatores genéticos. A maturação é intrínseca ao indivíduo, e é essencial que exista uma estimulação do meio para que aflore. Claro que não adianta amadurecer só "por fora" ou "por dentro". Os estímulos devem ser pensados de maneira que criança amadureça tanto seus aspectos biológicos, quanto psicológicos. A fala, por exemplo, é o resultado de um processo que se dá por questões genéticas e ambientais (estímulos). Há uma diferença importante de conceitos aqui, fique atento: a maturação é um processo, e a maturidade é o resultado deste processo.

Gostaria de abrir um parêntese. Precisamos tomar cuidado para não confundir imaturidade com atraso. A primeira significa que a criança ainda não atingiu uma habilidade esperada para a sua faixa etária, isto é, não desenvolveu todo o seu potencial, em virtude da falta de estímulo ou oportunidade. Já o atraso se refere a alterações que afetam a estrutura central

capítulo 7 Passo 4: Desenvolvimento

do cérebro ou seu funcionamento, com consequências sobre o desenvolvimento.[101] Muitas vezes, essas mudanças são microscópicas, ocorrendo nas sinapses, por exemplo, e não conseguimos enxergá-las em exames de imagem – como pode ocorrer no TEA (Transtorno do Espectro Autista). Considere que uma criança de 2 anos fala de cinquenta a cem palavras.[102] Se ela fala apenas vinte, pode ser imaturidade. Se não fala nada, pode ser atraso. Muitos pais vão dizer "Quando entrar na escola, ela vai falar". Mas não é bem assim. Se as pessoas ao redor estão conversando com ela e ela não está respondendo como deveria a esse tipo de estímulo, ou seja, está evoluindo muito aquém do esperado, talvez exista algum atraso por trás disso que mereça ser investigado.

Por fim, chegamos ao crescimento, um aspecto biológico do desenvolvimento que se define como o aumento de tamanho do organismo em suas partes, de maneira quantitativa: peso, altura, perímetro cefálico, força, entre outros medidores. Evoluir, amadurecer e crescer são igualmente relevantes para o desenvolvimento infantil, porque um influencia o outro. Diversos estudos observaram que crianças com baixo peso ao nascer têm mais chances de apresentar problemas neurológicos, desde alterações cognitivas, comportamentais ou dificuldades de aprendizado a paralisia cerebral, em casos mais graves.[103] Crianças que passam por necessidades básicas de saúde (desnutrição, verminose, entre outras) podem apresentar sintomas que nem sempre estão relacionados a algum tipo de transtorno. Vale ressaltar ainda que a má alimentação não é um problema apenas nas classes menos favorecidas. Mesmo uma criança de família rica pode ter uma alimentação pobre em vegetais, o que a torna uma séria candidata à anemia e à fome oculta (carência de micronutrientes, como vitaminas e minerais), doenças que nem sempre apresentam sintomas físicos. É por isso que sempre devemos partir dos pressupostos biológicos para chegarmos a qualquer diagnóstico.

Em resumo, o desenvolvimento acontece gradualmente: cada etapa é pré-requisito para a próxima. Sendo assim, para se tornar adulto, o recém-nascido tem que amadurecer suas capacidades mentais e de seus órgãos – um processo evolutivo que parte de um nível rudimentar para um mais funcional e adaptativo. E, no decorrer dessa operação, passar por mudanças quantitativas (o crescimento em si) e qualitativas (maturação).

FATORES QUE AUXILIAM O DESENVOLVIMENTO

Mais uma vez, tanto a genética quanto o ambiente importam. Entre os fatores internos, isto é, que dependem do organismo, estão o potencial genético, o metabolismo e o sistema neuroendócrino. O primeiro diz respeito às características que herdamos de nossos pais (genótipo), que, graças à epigenética, também estão sujeitas à interação com o meio externo (fenótipo). Já o metabolismo influencia o desenvolvimento por ser um conjunto de atividades químicas e físicas que o corpo executa para se manter vivo. Afinal, a "casa de máquinas" precisa funcionar adequadamente para uma criança crescer e se desenvolver dentro da curva da normalidade. Se por alguma razão houver uma deficiência de ferro no organismo, por exemplo, a disposição e o crescimento dos músculos podem ser comprometidos. Isso, por sua vez, vai prejudicar certas atividades importantes para o desenvolvimento, como exercícios físicos. E onde entra o sistema neuroendócrino nessa história? Está em toda a parte, considerando que são os hormônios que regulam o crescimento e a maturação.

Os fatores externos que auxiliam o desenvolvimento incluem a alimentação e a interação com o meio. Sem o "combustível" nutricional ideal, ninguém cresce e/ou amadurece plenamente. A influência do ambiente, por outro lado, abrange as relações afetivas, a família, a escola; tudo o que promova o bem-estar da criança.

Essa relação do biológico com o ambiental é conhecida por concepção interacionista do desenvolvimento e tem entre seus maiores representantes Vygotsky.[104] Para ele, o desenvolvimento do ser humano se dá por meio das suas interações com o ambiente, considerando sua localização no tempo e espaço e inserção em um contexto social, econômico, cultural e político. Além disso, o pesquisador aponta que essa relação é dialética: assim como o ambiente modifica o ser humano, o ser humano modifica o ambiente. Dessa forma, podemos potencializar as capacidades de um indivíduo, certo? Mesmo diante de alguns fatores determinantes, acredito que nós, pais, educadores e profissionais que atendem a criança, podemos atuar e transformar. Por meio da neuroplasticidade cerebral aliada a nutrição, cuidados, estímulos e muito carinho, podemos ajudar os neurônios da criança a fazer novas conexões sinápticas, ou seja, a criar novos caminhos para se desenvolver. Isso é o que chamo de responsabilidade educacional. E, repito, não é algo tão elaborado como parece. Apenas cantar para ninar ou acalmar o seu filho, acredite, faz uma grande diferença.

AS QUATRO ETAPAS DO DESENVOLVIMENTO

O psicólogo norte-americano Arnold Gesell (1880-1961) foi pioneiro no estudo quantitativo do desenvolvimento humano, do nascimento à adolescência.

brincar é fundamental

Seus primeiros trabalhos tinham como foco o atraso mental das crianças. Mas logo Gesell percebeu a necessidade de compreender o desenvolvimento normal para, então, entender o anormal. Para tanto, o pesquisador fez estudos bem detalhados baseados no papel da maturação nesse contexto. E, assim, desenvolveu escalas de avaliação e chegou à conclusão de que o desenvolvimento se caracteriza por quatro dimensões da conduta: **motora**, **verbal**, **adaptativa** e **pessoal-social**.

A **coordenação motora** se refere ao amadurecimento do controle sobre os diferentes músculos do organismo. Assim como consegue ouvir desde a vida intrauterina, o bebê também sabe se movimentar. Em princípio, porém, tais movimentos são apenas reflexos, já que ele só vai adquirir o controle motor aos poucos, ao longo dos primeiros meses e anos de idade. Até porque o desenvolvimento motor é complexo, pois envolve a lateralidade (conscientização simbólica dos dois hemisférios do corpo), a coordenação motora fina (relacionada ao domínio e à organização dos pequenos músculos, como os das mãos), a coordenação motora grossa ou global (relacionada aos movimentos mais amplos, que envolvem mudanças de posição do corpo e controle do equilíbrio, como andar) e a organização espacial (consciência da relação do corpo com o meio em que está inserido).[105] Observe o quadro ao fim do capítulo a sucessão evolutiva da conduta motora (*FIG. 3*) para ter uma ideia do que esperar em relação às conquistas motoras da criança nos primeiros anos de vida, de acordo com os conceitos de Gesell.

Como sugere o próprio nome, a **coordenação verbal** (*FIG. 4*) está relacionada à linguagem. Se o bebê já pode ouvir desde a barriga da mãe, por exemplo, não é de se estranhar, então, que a criança já conheça todos os sons pertinentes à língua no primeiro ano de idade. É ouvindo que a gente aprende a falar, afinal. E, caso tenha contato com outra língua (ou outras), possivelmente vai aprendê-la com a mesma rapidez.[106]

Já a **conduta adaptativa** (*FIG. 5*) se refere a habilidades necessárias para cumprir as tarefas do cotidiano. Para uma criança pequena, significa a capacidade de executar atividades simples, mas que exijam a coordenação de movimentos dos olhos e das mãos a fim de manipular e alcançar objetos. A adaptação também está relacionada à cognição, por isso, aqui também avaliamos comportamentos adaptativos como a fixação do olhar (que começa com apenas 1 mês de vida); o riso social (que começa aos 2 meses); a preensão voluntária (4 a 5 meses) e a resposta quando lhe chamam pelo nome (10 meses). A falta do contato visual na amamentação, por exemplo, pode ser um sinal precoce do Transtorno do Espectro Autista.[107] Um sintoma isolado não é o suficiente para um diagnóstico, especialmente nesse caso, no entanto, serve como alerta e, mais uma vez, mostra a importância do acompanhamento desses marcos.

Por último, mas não menos importante, Gesell estudou o **comportamento pessoal-social** (*FIG. 6*), que nada mais é do que a empatia, a reciprocidade e a autorregulação das emoções. Essas características podem levar mais tempo para se desenvolver por completo, já que o controle emocional está atrelado ao lobo frontal, uma das últimas partes do cérebro a "ficar pronta". Mas, ainda assim, a gente se surpreende com o que os pequenos são capazes de fazer desde cedo. Uma pesquisa feita em Israel,[108] por exemplo, observou que bebês de 6 meses que foram expostos a desenhos animados foram capazes de sentir empatia pelos personagens que sofreram *bullying* (que, no caso deste experimento, eram desenhos animados). Não falei?

brincar é fundamental

Como falei no Capítulo 4, o desenvolvimento obedece a tendências direcionais: o céfalo caudal e o próximo distal, que ocorrem da cabeça para os pés e do centro para as extremidades, respectivamente. Primeiro balbuciamos, depois pronunciamos as primeiras palavras; primeiro engatinhamos, depois começamos a andar. Ter o controle sobre cada parte do nosso corpo é pré-requisito para a aquisição de toda e qualquer habilidade. Nesse contexto, o trabalho da psicomotricidade deve ser feito desde os movimentos grossos até os mais finos, ou seja, do geral para o específico e do simples para o complexo.

Outra escala de triagem que classifica os principais marcos de desenvolvimento infantil em busca de possíveis atrasos é a Escala de Denver. Por sua praticidade, costumo recomendá-la para escolas em geral. Nela se baseia, aliás, a tabela utilizada pelo Ministério da Saúde na Caderneta de Saúde da Criança,[109] distribuída a todas as crianças brasileiras ao nascer. Desenvolvida em 1967 pelo pediatra norte-americano William Frankenburg, na Universidade do Colorado, em Denver, a tabela aborda quatro eixos: desenvolvimento motor grosso; desenvolvimento motor fino; linguagem e desenvolvimento pessoal-social.

Muita gente costuma dizer que "cada criança tem seu tempo". Não devemos queimar etapas, é verdade, como você viu no decorrer dos quatro passos. Essas tabelas, no entanto, são um referencial biológico importante para avaliar os marcos do desenvolvimento como um todo. E, principalmente, para intervir e contornar uma situação quando necessário, com estratégias e atividades. Esperar demais, sem avaliar se o caso é um atraso ou apenas imaturidade (por falta de estímulo, por exemplo), pode prejudicar o diagnóstico. Lembre-se de que certas alterações cerebrais são imperceptíveis nos exames. Então, observar o que a criança consegue ou não fazer, de acordo com o que se espera em cada fase, é crucial nesse cenário. As tabelas costumam ser usadas na clínica e na escola, mas também podem ser úteis em casa, com o seu filho. Não se trata de patologizar a criança, classificando seu comportamento em típico ou atípico. No entanto, precisamos estar atentos aos sintomas para buscar ajuda especializada sempre que necessário e o quanto antes, considerando que cada aprendizado depende de outro adquirido anteriormente.

FIG. 3. SUCESSÃO EVOLUTIVA DA CONDUTA MOTORA

5 anos	Salta alternadamente sobre cada pé.
4 anos	Salta sobre um pé.
3 anos	Para sobre um pé. Faz uma torre com dez cubos.
2 anos	Corre. Constrói uma torre de seis cubos.
18 meses	Caminha sem cair. Senta sozinho. Faz uma torre de três cubos.
12 meses	Caminha com ajuda. Pega com precisão a bolinha.
40 semanas	Permanece sentado sozinho. Engatinha. Põe-se de pé. Liberação grosseira da pressão.
28 semanas	Senta-se, inclinando-se para a frente, apoiando-se nas mãos. Agarra o cubo, consegue pegar a bolinha.
16 semanas	Mantém a cabeça firme, a postura simétrica e as mãos abertas.
4 semanas	Balança a cabeça. Tem reflexo tônico-nucal. Mantém as mãos fechadas.
nascimento	....

FIG. 4. SUCESSÃO EVOLUTIVA DA CONDUTA DA LINGUAGEM

5 anos	Fala sem articulação infantil. Pergunta "Por quê?".
4 anos	Usa conjunções e compreende preposições.
3 anos	Usa orações. Responde a perguntas simples.
2 anos	Usa frases. Compreende ordens simples.
18 meses	Usa jargões. Nomeia desenhos.
12 meses	Diz duas ou mais palavras.
40 semanas	Diz uma palavra. Atende pelo nome.
28 semanas	Balbucia. Vocaliza e escuta suas próprias vocalizações.
16 semanas	Produz murmúrios. Ri. Tem vocalização social.
4 semanas	Produz pequenos ruídos guturais. Atende ao som da campainha.
nascimento	....

brincar é fundamental

FIG. 5. SUCESSÃO EVOLUTIVA DA CONDUTA ADAPTATIVA

5 anos	Conta dez moedas.
4 anos	Constrói uma ponte com cinco cubos. Desenha um ser humano.
3 anos	Edifica uma ponte com três cubos. Imita uma cruz.
2 anos	Constrói torres de seis cubos. Imita uma linha circular.
18 meses	Extrai a bolinha do vidro. Imita uma linha com o lápis.
12 meses	Solta um cubo dentro de uma taça.
40 semanas	Combina dois cubos.
28 semanas	Passa um cubo de uma mão para a outra.
16 semanas	Tem correta persecução ocular. Olha o chocalho na mão.
4 semanas	Olha ao seu redor. Tem persecução ocular incompleta.
nascimento	....

FIG. 6. SUCESSÃO EVOLUTIVA DA CONDUTA PESSOAL-SOCIAL

5 anos	Veste-se sem ajuda. Pergunta significado de palavras.
4 anos	Pode lavar e enxugar o rosto. Dá recados. Brinca em grupo.
3 anos	Usa bem a colher. Põe os sapatos.
2 anos	Pede para satisfazer suas necessidades de eliminação. Brinca com bonecas.
18 meses	Usa a colher, derrama um pouco. Adquire controle esfincteriano.
12 meses	Ajuda a vestir-se. Pega brinquedos. Come com os dedos.
40 semanas	Brincadeira simples. Come, sozinho, uma bolacha.
28 semanas	Brinca com seus pés, com brinquedos. Manifesta expectativas na hora de comer.
16 semanas	Brinca com as mãos e a roupa. Reconhece a mamadeira. Abre a boca para receber a comida.
4 semanas	Olha os rostos das pessoas que o observam.
nascimento	....

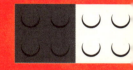

O desenvolvimento acontece gradualmente: cada etapa é pré-requisito para a próxima. Sendo assim, para se tornar adulto, o recém-nascido tem que amadurecer suas capacidades mentais e de seus órgãos – um processo evolutivo que parte de um nível rudimentar para um nível mais funcional e adaptativo.

CAPÍTULO 8
como estimular sua criança ao longo da primeira infância

Desde o início do livro, tenho falado o quanto é importante entendermos as etapas do desenvolvimento infantil para respeitá-las. A proposta do método 4 Passos ABCD – cujos pilares são Aprendizagem, Brincadeira, Cognição e Desenvolvimento – é ajudá-lo a entender como a criança aprende, brinca, descobre o mundo e se desenvolve com uma abordagem prática. E não adianta colocar o carro na frente dos bois, como diria minha mãe. A partir do momento em que compreendemos o nosso papel, passamos a dar liberdade para a nossa criança alcançar toda a sua plenitude cognitiva e emocional.

O que significa dar liberdade nesse contexto, considerando que não estamos falando de crianças pequenas? Significa não atrapalhar e vai além de estimular, pois implica compreender o que a criança precisa naquela faixa etária e, assim, oferecer condições para que ela se desenvolva segundo o esperado para a idade – nem mais, nem menos. Embora esse seja o desejo de todos nós (pais, educadores e profissionais de saúde), muitas vezes, nos perdemos em meio a tantas informações, expectativas e cobranças. Em resumo, dar liberdade significa atuar em parceria com a criança.

O começo da vida da criança é marcado por intenso crescimento.[110] Até o final do primeiro ano de vida, por exemplo, o peso do bebê tende a triplicar e

brincar é fundamental

a altura, a aumentar em 50%. Aos 5 anos, ela já tem o dobro do comprimento ao nascer e esse crescimento também acontece em nível cerebral. Por volta de 1 ano, o cérebro já tem aproximadamente 75% do tamanho do de um adulto. Aos 3 anos, esse índice chega a 80%. E, ao fim da primeira infância, atinge 90%. Tamanho crescimento físico e neurológico só vai se repetir na adolescência, fase em que acontece o estirão e uma nova poda sináptica.

Mas, até pouco tempo, muita gente pensava que o bebê não entendia nada. Um dos primeiros a questionar essa crença foi o psicólogo norte-americano Andrew Meltzoff, da Universidade de Washington (EUA), nos anos 1980. Em sua pesquisa, ele descobriu que, ao mostrar a língua a recém-nascidos, os bebês tendiam a imitar o gesto. Uma descoberta aparentemente pouco significativa que mudou a maneira de pensar de muitos cientistas e serviu de inspiração para uma nova gama de pesquisas na área. Por essa razão, atualmente sabemos que a criança aprende desde a gravidez – e que a imitação é a primeira forma de ela se conectar com seu cuidador e, mais adiante, com o mundo. Antes que nos demos conta, a criança já está imitando nossos gestos, sons e movimentos.

Outra forma importante de aprender, que tem início desde cedo, é a atenção compartilhada, ou seja, quando duas pessoas mantêm o foco em um mesmo objeto (pelo olhar, pelo apontamento ou por alguma indicação verbal ou não verbal). Como quando a mãe olha para o bebê, por exemplo, depois olha ou aponta para um brinquedo e retorna sua atenção para a criança. A comunicação, como você pode perceber, começa bem antes de ela pronunciar as primeiras palavras. E um gesto vale mais que mil palavras, não é mesmo? A seguir, confira algumas informações importantes e sugestões de brincadeiras e atividades simples, mas que realmente funcionam e serão repertório para aprendizagens futuras.

0 A 1 ANO – O QUE O BEBÊ JÁ SABE FAZER

Por volta dos 3 meses, ele consegue manter contato visual com outra pessoa (atenção diádica), normalmente o cuidador, o que favorece a conexão emocional entre eles e faz com que o pequeno se sinta amado e protegido (o que os especialistas chamam de estruturação emocional). Entre os 9 e 12 meses, essa habilidade se aprimora. O bebê já consegue prestar atenção a um terceiro elemento além do cuidador (atenção triádica), que pode ser um objeto ou um animal. Esse é um dos sinais a se verificar, aliás, na busca por possíveis atrasos. Uma criança com TEA, por exemplo, tem dificuldade em fixar o olhar no cuidador ou em algum objeto que ele aponte, o que impacta o processo de imitação e, por consequência, o aprendizado e o desenvolvimento. Aos 12 meses, já fala até cinco palavras. Como o desenvolvimento ocorre na direção céfalo-caudal (da cabeça aos pés) e próximo-distal (do centro para as extremidades), o bebê primeiro firma o pescoço (3 meses), depois o tronco (6 meses) e, por fim, aprende a andar (entre 12 e 18 meses, em geral). O movimento da pinça, que será fundamental lá na frente para a criança segurar o lápis e escrever, já começa a ser desenvolvido aos 9 meses, enquanto ela aprende a engatinhar e dominar seus movimentos. Por isso, ao deitar e rolar no chão, seu bebê vai se desenvolver mais rápido. Chão é vida!

Como estimular

1. Chacoalhando brinquedos sonoros na frente da criança, para que ela perceba que o som e o movimento estão associados.
2. Pendurando móbiles ou objetos bastante coloridos no berço, de modo que a criança busque alcançá-los.
3. Fornecendo brinquedos que possam ser levados à boca, como mordedores.

brincar é fundamental

4. Cantando músicas que estimulem a criança a bater palmas, como "Bate palminha" ou "Parabéns pra você".
5. Conversando com a criança, contando tudo o que você está fazendo naquele momento (exemplo: trocando a fralda, dando banho...).
6. Brincando de esconder e aparecer, usando estímulos verbais como "cadê?" e "achou!".
7. Emitindo sons com a boca e estimulando a criança a imitá-lo (exemplo: barulho de "caminhãozinho").
8. Ensinando alguns movimentos para que a criança assimile e repita, como assentir, fazendo sim ou não com a cabeça, e mandar beijo.
9. Oferecendo livros infantis, principalmente os de tecido, plástico ou papel mais firme, para a criança manusear.
10. Oferecendo alimentos que possam ser comidos com a mão, como frutas ou legumes, para que a criança tente se alimentar sozinha, mas com supervisão.

1 A 2 ANOS – O QUE O BEBÊ JÁ SABE FAZER

Observa as reações das pessoas ao redor, com capacidade para perceber o que é certo e o que é errado, uma vez que sua linguagem não verbal está mais acurada. Aos 2 anos, ele já fala entre cinquenta e cem palavras. No entanto, como ainda não consegue expressar suas emoções tão bem verbalmente, pode se comunicar com o corpo. Por isso, pode morder seus pares ou até mesmo seus cuidadores, quando estiver nervoso, por exemplo. Lembre-se de que a maneira como você regula suas próprias emoções será um modelo para o seu bebê. Sendo assim, nestes momentos de fúria, antes de brigar, tente acalmá-lo primeiro. E só depois disso converse olho no olho e ajude-o a nomear seus sentimentos (com frases do tipo "eu sei que você está chateado, vai passar"). A capacidade de compreender as emoções, tanto as dele quanto as dos outros, é importante para o desenvolvimento da empatia – que não é muito fácil por ainda se tratar da fase egocêntrica. Aquele bebê cambaleante agora consegue se locomover cada vez melhor, então, deixe-o explorar o ambiente! Mas, em vez de espalhar vários brinquedos, ofereça um por vez para incentivar a atenção focalizada.

Como estimular

1. Incentivando a criança a se alimentar de maneira independente, segurando a própria colher.
2. Reforçando a comunicação com a criança, estimulando-a a balbuciar e a falar palavras simples.
3. Afastando-se e chamando a criança de longe, para que ela seja incentivada a caminhar sozinha.
4. Imitando barulhos de animais e incentivando a criança a fazê-lo também.
5. Usando frases em que há uma só palavra-chave, para que a criança compreenda a essência do que você quer transmitir.
6. Deixando que a criança recupere sozinha os brinquedos e os objetos derrubados no chão.
7. Permitindo que a criança tire seus próprios sapatos e meias sem auxílio.
8. Deixando que a criança indique o que quer: água, ir ao banheiro, comida.
9. Dando sempre instruções simples para a criança, de modo que ela seja capaz de compreendê-las e segui-las.
10. Chamando a criança pelo próprio nome, para que ela o reconheça e seja encorajada a responder.

brincar é fundamental

2 A 3 ANOS – O QUE A CRIANÇA JÁ SABE FAZER

Alterna dependência com autonomia. Ou seja, precisa de ajuda para fazer a maior parte das atividades do dia a dia, mas já manifesta um imenso desejo de realizá-las sozinha. Sabe se despir ou colocar alguns objetos (como brinquedos) em seus devidos lugares. Nessa fase, a vontade de ser "dona do próprio nariz" faz com que a criança se rebele com frequência diante de qualquer negativa. São os famosos *terrible two* (ou crise dos 2 anos, em livre tradução do inglês), fase conhecida ainda por "adolescência da infância". Dê limites, pois a criança precisa saber até onde pode ir, mas com afetividade.

A chamada teoria da mente,[III] isto é, a capacidade de compreender os estados mentais (sentimentos, crenças, desejos e intenções) dos outros e de si mesmo, começa a aflorar melhor. Sinal disso é que a sua criança já tenta consolar seus pares. Essa autorregulação vai se definir cada vez mais a partir de agora, quando começa a fase do faz de conta. A criança também percebe a diferença entre quente e frio, o que aumenta também seu interesse por brinquedos que estimulem os cinco sentidos.

Outra brincadeira que é sucesso nessa fase é o empilhamento de objetos – ótima para aprimorar as funções executivas, diga-se –, que pode manter a atenção da criança por um bom tempo, mesmo em um ambiente com barulho. E, se antes a criança brincava ao lado de outras, agora interage com elas de fato nas brincadeiras. E o processo de imitação continua. Com o vocabulário mais rico, ela tende a repetir o que ouve. Atenção aos palavrões quando ela estiver por perto!

Como estimular

1. Permitindo que a criança toque em livros e revistas e folheie-os sem ajuda.
2. Incentivando a criança a montar e a desmontar brinquedos, com e sem ajuda.
3. Incentivando a criança a comer sozinha, controlando seu talher.
4. Perguntando para a criança onde estão o nariz, os olhos, a boca, a barriga e outras partes do corpo e ensinando-a a apontar essas partes no próprio corpo.
5. Colocando potes sem as tampas no chão e sugerindo que a criança encontre as tampas por meio da experimentação.
6. Usando conceitos de quantidade (muito, pouco), de tempo (cedo, tarde, ontem, hoje), de temperatura (quente, frio) nas atividades cotidianas para que a criança os assimile.
7. Oferecendo lápis, giz de cera e papel para a criança manipulá-los e realizar tracejados.
8. Incentivando a criança a falar nomes de alimentos e de peças do vestuário.
9. Perguntando à criança o que ela está fazendo quando estiver desempenhando alguma atividade para que ela nomeie as ações.
10. Incentivando a criança a contar pequenas histórias com perguntas como, por exemplo: "O que você fez hoje enquanto eu saí para trabalhar?".

3 A 4 ANOS – O QUE A CRIANÇA JÁ SABE FAZER

Mostra certa dominância lateral, ou seja, a preferência pelo lado direito ou esquerdo para pegar o lápis ou chutar a bola começa a aparecer. No entanto, normalmente, só temos certeza se ela será destra ou canhota, o que também sofre influência genética, por volta dos 6 anos. Até lá, ofereça oportunidades para ela descobrir! As garatujas, como chamamos os desenhos infantis, tornam-se mais intencionais a partir de agora. Com o avanço das habilidades motoras finas, a criança começa a desenhar pessoas, por exemplo. Tudo bem que, em geral, as figuras humanas são representadas por um círculo (cabeça e tronco) com riscos (pés e braços) em volta, o que eu brinco serem o "homem-sol" ou o "homem-aranha".

A criança corre, pula, chuta a bola para a frente, graças a um equilíbrio maior. Também começa a andar na ponta dos pés. Para que seus movimentos ganhem harmonia, deixe-a caminhar descalça, de meia antiderrapante, lógico, e de sapato. Muita gente não sabe, mas o equilíbrio depende tanto do sistema visual e do sistema labiríntico (relacionado ao ouvido) quanto dos pés.

Sua criança já reconhece as formas geométricas, algo que você pode estimular mostrando a ela objetos simples: um livro (retângulo), uma bolacha (círculo), uma fatia de bolo (triângulo). Essa estratégia vai apurar seu nível de observação. A criança nessa faixa etária sabe demonstrar conceitos, isto é, descrever as características de alguns objetos. E adora fazer perguntas – bem-vindo à fase dos porquês.

Como estimular

1. Oferecendo revistas e jornais e uma tesoura com pontas arredondadas para que a criança recorte o papel em pedaços.
2. Incentivando a criança a abrir e fechar botões (grandes, de preferência) e zíperes de roupas.
3. Conversando sobre as formas e as cores de objetos (por exemplo: "Essa tampa é quadrada e azul") para que a criança assimile esses conceitos.

4. Incentivando a criança a abrir embalagens e a limpar o rosto com guardanapo.
5. Incentivando a criança a lavar as mãos sozinha.
6. Lembrando a criança de limpar e assoar o nariz sozinha.
7. Permitindo que a criança se familiarize com os locais em que os objetos são mantidos em sua casa.
8. Sempre estimulando a criança a guardar os próprios brinquedos depois que acabar de brincar.
9. Estimulando a criança a escovar os dentes sem auxílio. Você pode fazer o "arremate" final na sequência.
10. Conversando com a criança sobre objetos que são semelhantes, estimulando-a a agrupá-los (por exemplo: utensílios de cozinha, como colheres e potes).

4 A 5 ANOS – O QUE A CRIANÇA JÁ SABE FAZER

Com as habilidades sociais mais desenvolvidas, a criança consegue manter a calma, mesmo ao ser desapontada. Entende melhor os desejos do outro e sabe o que se espera dela. Tem mais autonomia no dia a dia (para comer e se vestir sozinha, entre outras coisas) e consegue manter o foco por até dez minutos na mesma tarefa. Além disso, ao cometer um erro, tem persistência e continua até acertar. Já percebe a sequência dos eventos, mas ainda se confunde. Por isso, nessa fase, prepare-se para ouvir perguntas como "amanhã a gente foi na vovó?".

Sua independência em relação aos pais está maior, pois a criança tem mais noção do perigo e das regras sociais. O desenvolvimento motor também

brincar é fundamental

evolui na mesma velocidade. Sua força muscular triplicou desde o nascimento. Menos agitada, a criança controla melhor tanto o corpo quanto a mente. Sabe pular em um pé só e chuta a bola com precisão. Conhece mais cores e números, além do próprio esquema corporal (consciência do corpo), o que pode ser visto em seus desenhos, que executa com mais propriedade. Sabe seu nome e sobrenome, idade, sexo.

Consegue prestar atenção a histórias mais elaboradas. Mesmo assim, a cada cinco minutos você pode interromper a contação (seja de um livro ou oral) e perguntar a opinião dela. Por fim, a criança está aprendendo a categorizar, ou seja, a diferenciar as coisas por suas características principais – uma fruta mole de uma dura, uma bola grande de uma bola pequena, e assim por diante. E já não se perde em atividades com mais de um comando.

Como estimular

1. Incentivando a criança a organizar seu próprio quarto e a auxiliar em algumas tarefas cotidianas.
2. Pedindo que a criança alimente os animais de estimação, caso a família os tenha.
3. Incentivando a criança a pentear o cabelo sozinha.
4. Respondendo a todas as perguntas, que são inúmeras nessa faixa etária, mostrando que todas as dúvidas são importantes.
5. Estimulando a criança a arrumar sua cama ou, ao menos, auxiliar um adulto a fazê-lo.
6. Conversando com a criança sobre assuntos de que ela goste e incentivando-a a contar histórias.
7. Incentivando a criança a supor o que acontecerá na sequência de uma história que você estiver contando ou lendo.

capítulo 8 Como estimular sua criança...

8. Incentivando a criança a interagir com seu ambiente, fazendo descobertas. Você pode incentivá-la a observar flores e pedras no quintal, para começar.
9. Permitindo e estimulando que a criança cuide de seus pertences, desenvolvendo responsabilidade.
10. Permitindo que a criança ajude a cuidar de irmãos ou primos menores, caso os tenha, observando as necessidades e atendendo-as, ainda que sob supervisão.

5 A 6 ANOS – O QUE A CRIANÇA JÁ SABE FAZER

Sua criança está cada vez mais madura, comemore! Com maior repertório, ela verbaliza melhor o que quer, assim como seus sentimentos. Prova disso é que ela se sai melhor de situações problemáticas, como uma disputa com outra criança, especialmente se o autocontrole foi treinado desde cedo, ou seja, se ela era incentivada a aguardar a sua vez na fila ou a pensar antes de falar. Nessa idade, a criança já segue regras, mesmo que a figura de autoridade (pais ou professores) não esteja presente. Por isso, consegue trabalhar em grupos de até 25 crianças em jogos cooperativos (aqueles que exigem cooperação entre os participantes, como queimada, futebol, entre outros). Lembra-se da época em que a criança queria usar a mesma galocha todos os dias, mesmo com sol? Pois é, a partir de agora ela já distingue o que é ou não apropriado para uma ocasião.

Seus desenhos são mais fáceis de identificar. Ao desenhar uma pessoa, por exemplo, inclui de três a seis partes. É importante estimular o desenho livre, a propósito, pois essa expressão gráfica fará diferença quando

brincar é fundamental

ela começar a escrever as letras. Outra atividade que vai ajudá-la nesse ponto são os trabalhos manuais, como criações com sucata, recortes, miçangas, porque estimulam a coordenação visomotora (com uso simultâneo dos olhos e as mãos). Além disso, trabalhos manuais também envolvem atenção focalizada, planejamento e execução.

A chamada consciência fonológica pode ser trabalhada de maneira mais sistemática, relacionando as letras a seus respectivos sons. Assim como suas habilidades matemáticas, com atividades que envolvam categorização (separação por cor, forma, tamanho etc.). Mas não se esqueça também de que aqui, e em todas as faixas etárias, vale investir em jogos e brincadeiras que explorem os movimentos.

Como estimular

1. Incentivando a criança a contar histórias completas.
2. Utilizando calendários ou relógios para auxiliar a criança a se localizar temporalmente.
3. Incentivando a criança a pensar em hipóteses e eventos futuros, utilizando, para tal, tempos verbais no futuro.
4. Conversando sobre coisas usadas no cotidiano, como dinheiro, e explicar o valor dele.
5. Fazendo perguntas simples sobre a criança, como seu nome completo e endereço.
6. Incentivando a criança a usar o banheiro sozinha em casa.
7. Permitindo e incentivando que a criança tome banho sozinha.
8. Incentivando a criança a utilizar garfo e faca nas refeições.
9. Criando uma rotina com a criança, para que ela saiba o que esperar de cada dia da semana.

capítulo 8 Como estimular sua criança...

10. Conversando com a criança, relembrando momentos ou histórias para estimular sua memória.

Todas essas experiências devem ser feitas com a supervisão de um cuidador, seja ele o pai, a mãe, a babá, seja a professora e assim por diante. Afinal, enquanto mediador, o adulto vai auxiliar a criança a compreender a realidade em seu entorno (característica chamada de representação mental). Isso sem falar que é muito divertido acompanhar as relações que a criança faz à medida que ela se desenvolve. Quando tinha 5 anos, perguntaram à minha filha o que ela queria ser ao crescer. Ela respondeu de pronto: a moça do pedágio. Provavelmente, porque ouvia com frequência minhas reclamações a respeito da tarifa. Ainda assim, nós a incentivamos a explicar o porquê daquela escolha. "Você dá muito dinheiro para ela, assim eu vou ficar rica também", concluiu. Jamais duvide da astúcia da sua criança, não importa a idade!

CAPÍTULO 9
o simples que funciona

A frase que escolhi para o título deste capítulo sintetiza a principal mensagem que gostaria de passar a você com este livro. As crianças não necessitam de tudo o que acreditamos que devemos dar a elas: inúmeros cursos, brinquedos caros, *tablets* e celulares de última geração. Não precisamos inventar a roda, basta fazê-la girar. Os melhores estímulos são simples e gratuitos, a começar pelo brincar, como vou mostrar agora.

Reforço que os pais não têm a obrigação de transformar a casa em um *playground* nem de brincar com a criança por uma hora todos os dias. Sei que a agenda dos adultos tem muitas demandas e essa não precisa ser mais uma. Você pode e deve fazer parte da brincadeira, se quiser. Mas se estiver cansado ou não for o seu perfil, tudo bem. Pois o brincar tem de ser algo natural e espontâneo, um meio e não um fim. As crianças não são bobas (elas entendem muito mais do que imaginamos, como você mesmo viu), logo, percebem nosso fingimento.

Minha mãe, por exemplo, não tinha o hábito de brincar comigo. Até porque naquela época ninguém falava sobre os benefícios das brincadeiras para o desenvolvimento das crianças. No entanto, intuitivamente, ela me ofereceu todas as oportunidades necessárias para que eu brincasse o

brincar é fundamental

máximo possível ao longo da minha infância, especialmente tempo e espaço. Tanto que uma de minhas principais lembranças do período é correr livremente no sítio da minha família. Isso tem mais efeito do que encher a criança de brinquedos, sabia? O brinquedo ajuda, é verdade. No entanto, o objeto da brincadeira não é o brinquedo em si, mas a própria criança e a relação que estabelece com o meio. Antigamente, as crianças até fabricavam seus próprios brinquedos com espiga de milho, tocos, latas. Difícil pensar em um estímulo à imaginação maior que esse! Hoje em dia, vejo o contrário: crianças com brinquedotecas particulares que não sabem brincar.

Por isso, a dica é deixar a criança experimentar – e quanto antes, melhor. Os primeiros dois anos de vida, que Piaget chamava de período sensório-motor,[112] são marcados pela exploração do ambiente por meio do corpo e dos sentidos. Daí a importância de colocar o bebê no chão. Eventualmente, ele pode "escapar" e colocar a mão na privada, para tocar a água, ou ir até o armário da cozinha em busca de potes e panelas. Alguns pais ficam apavorados, não só pelo risco de acidentes, mas por conta da exposição a germes e bactérias. Claro que devemos ficar de olho na higiene e na segurança, mas sem exageros. Do contrário, em vez de ajudar, você vai atrapalhar o desenvolvimento da sua criança. Com isso em mente, convido você a resgatar a essência do brincar, isto é, a criatividade, a fantasia, a experimentação.

VOLTANDO ÀS ORIGENS

Qual é exatamente a proposta, Luciana? Executar atividades que sempre estiveram presente na história da humanidade e que possivelmente nos fizeram chegar até aqui. Como manter o corpo em movimento – em vez de ficar sentado o dia todo em frente a uma tela ou uma lousa. Hoje, entretanto, quando uma criança não consegue parar quieta, logo os adultos já acham que é TDAH ou outro problema. O transtorno existe, mas não podemos nos esquecer de que as brincadeiras corporais são inerentes às crianças. Estudos mostram, aliás, que melhoram os sintomas do TDAH.

O pega-pega, por exemplo, estimula a atenção focada e o planejamento, pois a criança tem de correr e pensar em quem vai "pegar", usando o corpo e a mente ao mesmo tempo. Assim como o jogo alerta, em que a criança tem de jogar uma bola para cima, ao passo que grita o nome de outro jogador que deve pegá-la no ar, ou o taco (também chamado de *bets*), semelhante ao beisebol. Até mesmo brincar de corrida com o ovo na colher faz maravilhas, pois exige destreza e equilíbrio. Mas essas habilidades não são transmitidas pelos livros, e sim pelas experiências. E não se preocupe com as eventuais cicatrizes: as marcas mais significativas da infância são as boas memórias.

Recordo com carinho, aliás, dos contos que minha mãe me contava. Não tínhamos dinheiro para muitos livros, geralmente eram histórias "da boca", uma lembrança que vou guardar para sempre. Assim como a contação de histórias, o ato de desenhar faz parte da nossa vivência desde a época do homem das cavernas. Com o dedo no boxe do banheiro, com pedra no chão da rua ou com lápis nos brinquedos e nas paredes (para o desespero das mães), a criança se manifesta e brinca por meio da arte o tempo todo. Isso não pode ser perder! OK, talvez seja melhor designar um espaço, como um quadro, para ela não sair pintando tudo pela casa. De resto, porém, devemos ter em mente que, se essas atividades se perpetuaram ao longo de nossa evolução, é porque fazem parte do que somos.

brincar é fundamental

"OLHA O QUE EU SEI FAZER"

Além de oportunidade, quando o assunto é brincadeira, cabe aos adultos dar também algum crédito às crianças. Como assim? Na pressa, temos a mania de fazer tudo por elas, desrespeitando seu tempo – o que também acontece durante o brincar. Quando a criança não consegue encaixar uma peça ou quebra um brinquedo, já queremos dar um jeito de "ajudá-la", em vez de deixar que resolva o problema por si só. No entanto, ao tirar dela a chance de vencer o desafio, ainda que seja um modesto quebra-cabeça, acabamos tirando o mérito. E ela pode, um dia, acreditar que de fato não tem capacidade para tanto. Infelizmente, desde cedo, a criança percebe que, além de imediatista, a sociedade em que vivemos exige também o perfeccionismo.

Essa é uma mensagem importante especialmente para os pais, educadores e profissionais que lidam com crianças com desenvolvimento atípico (com algum transtorno, síndrome ou deficiência). É muito comum, nesses casos, a baixa expectativa sobre a criança. No entanto, se os próprios pais são os primeiros a não acreditar nela, quem vai acreditar? Essa confiança depositada na criança, portanto, vai influenciar o seu sucesso ao final. Lembro de uma menina com deficiência intelectual, na faixa dos 9 anos, que atendi no consultório há alguns anos. Os pais me procuraram porque ela estava com dificuldade para aprender a ler e a escrever. Na avaliação, ela fez um desenho de si mesma de costas e escreveu: Carolina[*] é burra. Ao questioná-la, ela me contou que era burra, mas ainda assim sabia escrever essa palavra com dois erres. Os pais, por sua vez, me confirmaram que jamais usaram esse termo para descrevê-la. Lembra do que

---

[*] Nome fictício para proteger a identidade do paciente.

capítulo 9 O simples que funciona

falei sobre linguagem não verbal? Ao fazer tudo por Carolina, os adultos ao seu redor estavam lhe comunicando o seguinte: "Você precisa de ajuda", "você não vai conseguir" e, possivelmente, "você é burra". Cuidado para que a sua afobação não resulte em insegurança.

Para aprender a ser resiliente, é preciso tentar e errar quantas vezes for necessário para finalmente acertar: essa é a base da experimentação. O que você acha que os cientistas fazem diariamente em seus laboratórios? A maneira como você lida com esses conceitos vai afetar não só a autoestima como a criatividade da sua criança. Se você não permite que ela se arrisque, os processos cognitivos necessários para a resolução de problemas (ou seja, por unir coisas sem nexo e encontrar uma solução no meio disso tudo) não serão ativados. Obviamente, podemos mostrar que estamos ali, caso elas precisem de auxílio, para apoiar. É preciso valorizar todo o processo: os erros, os acertos e, principalmente, o esforço. Lembre-se disso da próxima vez em que a sua criança lhe mostrar sua "obra-prima", seja um desenho, seja uma criação com sucata. Em vez de elogiar apenas o resultado, que tal parabenizá-la também pela persistência?

A falta de paciência das crianças, a propósito, é uma queixa constante dos pais. Nos primeiros anos, sabemos que a criança ainda não tem a competência cerebral necessária para focar a atenção ou esperar por muito tempo. No entanto, se os próprios cuidadores não são pacientes, se interrompem suas brincadeiras, se não permitem que errem ou se fazem tudo por elas, não vão contribuir mesmo para o desenvolvimento da criança. A maneira como você se autorregula, isto é, controla suas emoções, é o exemplo no qual sua criança vai se espelhar. Em resumo, deixe-a viver e explorar o mundo por meio do brincar, seja imitando, testando ou fazendo de conta, sozinha ou acompanhada. Viver é aprender.

brincar é fundamental

JÁ PARA FORA!

Outra coisa simples que está cada dia menos frequente é o contato com a natureza, especialmente nos grandes centros. Isso é tão sério que, em 2019, a Sociedade Brasileira de Pediatria (SBP) lançou um manual sobre os benefícios da vida ao ar livre para o desenvolvimento de crianças e adolescentes.[113] "Existem diversos avanços relacionados à infância e adolescência no Brasil, como o aumento da escolaridade e o combate à exploração do trabalho infantil. No entanto, não podemos deixar de considerar que os efeitos da urbanização, entre eles, o distanciamento da natureza, a redução das áreas naturais, a poluição ambiental, bem como a falta de segurança e de qualidade nos espaços públicos ao ar livre, levam a população a passar mais tempo em ambientes fechados e isolados", alertou a presidente da SBP, Luciana Rodrigues Silva, por ocasião do lançamento do documento.

Vale a pena pensar no assunto. De acordo com a entidade, o ideal seria que todas as crianças pudessem passar ao menos uma hora por dia a céu aberto (em lugares como quintal, parque, praça, praia e afins). Evidências científicas mostram que essa vivência favorece o controle de doenças crônicas (diabetes, asma e obesidade, entre outros) e equilibra os níveis de vitamina D. Mas os ganhos também são cognitivos e sociais, uma vez que essa conexão melhora o desenvolvimento psicomotor e reduz os problemas de comportamento.

Efeitos semelhantes são alcançados no convívio com animais. Quando as crianças têm a chance de exercitar sua capacidade de brincar e cuidar de um bicho conforme sua faixa etária, podem crescer física e emocionalmente.[114] Só para citar alguns, elas precisam conter suas ações e força para não machucar o colega nas brincadeiras, assim como ser agradável para receber afeto de volta, o que aprimora duas funções executivas importantes: o autocontrole e a socialização. Uma pesquisa feita nos Estados Unidos com crianças de 4 a 10 anos mostrou que, nos lares onde havia um bicho de estimação, elas eram menos ansiosas.[115] Por conta desses e de outros benefícios, os animais (cães, pássaros e até mesmo cavalos) são utilizados como método terapêutico no tratamento de algumas condições neurológicas em crianças e adultos.

AMOR ACIMA DE TUDO

Não sou especialista em animais, mas creio que seja possível entender por que eles nos fazem tão bem: por causa do afeto que nos dão, sem pedir nada em troca. Imagina, então, do que é capaz o amor incondicional que oferecemos às nossas crianças. Fique sabendo que o vínculo também se constrói no dia a dia, nos cuidados que dedicamos a elas. Dar banho, vestir, alimentar, contar uma história para ela dormir. Todas essas atividades geram conexão entre as crianças e seus cuidadores (sejam os pais, os avós, a babá). De acordo com a Teoria do Apego, de John Bowlby,* a habilidade de se vincular é inata ao ser humano, ou seja, os bebês já nascem prontos para criar laços, que são fortalecidos quando têm suas demandas físicas e emocionais atendidas.

Relembrando a pesquisa que citei no Capítulo 3,[116] o cuidado responsivo é crucial para o desenvolvimento dos pequenos diante de situações de estresse, independentemente da classe social da família. Isso não é o

---
* O psiquiatra e psicanalista britânico John Bowlby (1907-1990) foi um dos primeiros a relacionar a saúde mental e os problemas de comportamento em adultos à infância.

brincar é fundamental

mesmo que ser permissivo, vale ressaltar. Enquanto potencializadores da criança, nosso papel é "catalisar" seu desenvolvimento, o que, obviamente, inclui impor limites, mostrar o certo e errado, incentivar a autonomia (para cuidar de si própria, de seus objetos, da casa...). Quem ama educa, não é o que dizem? Os avanços da ciência têm comprovado as teorias dos inúmeros educadores citados ao longo deste livro e nos mostram o quanto nossas ações fazem diferença – tanto para alavancar o potencial de uma criança quanto para corrigir possíveis desvios no caminho, algo que, atualmente, podemos observar até mesmo em nível celular.

Em *O segredo está nos telômeros*,[117] a bióloga Elizabeth Blackburn e a psicóloga Elissa Epel descrevem a importância dessa pequena estrutura cromossômica para a nossa saúde e o bem-estar. Para quem não sabe, os telômeros estão localizados nas extremidades dos cromossomos e são responsáveis por proteger a nossa informação genética. É como se fossem aquele plástico que fica na ponta do cadarço do tênis, usando a analogia feita por Blackburn e Epel. A tendência é que eles se desgastem e diminuam à medida que envelhecemos, deixando-nos, assim, mais suscetíveis a doenças. Mas as cientistas descobriram que esse processo também pode ser influenciado pelo ambiente, desde a infância. Isso significa que comer e dormir bem, assim como se exercitar, por exemplo, influenciam a produção da telomerase, enzima ligada à restauração dos telômeros. E o afeto também influencia! Crianças que foram expostas a dois ou mais eventos adversos apresentam telômeros reduzidos, segundo as pesquisadoras. Por outro lado, caso essas mesmas crianças tenham mães amorosas, seus telômeros permanecem intactos mesmo nas situações hostis. A gente se preocupa tanto se nossas crianças estão comendo direito, se exercitando, estudando... sem saber que o amor é tão ou mais importante para elas crescerem.

capítulo 9 O simples que funciona

Por fim, há um último item que considero simples, porém essencial: a espiritualidade. Não estou falando de religião, e sim de ter uma crença, seja qual for. Também foi algo que aprendi com minha mãe. Todas as noites, antes de dormir, ela fazia uma oração comigo. Era o nosso pequeno ritual, que certamente me moldou como pessoa e me ajudou nos momentos difíceis. Por muito tempo, no entanto, os cientistas faziam cara feia para o assunto, pois tendiam a menosprezar aquilo que não poderia ser mensurado por completo. Mas logo se observou e se comprovou cientificamente o impacto da fé sobre a saúde, tanto física quanto mental.[118] Ou seja, a fé está diretamente ligada à cognição! Quando falei das funções executivas, destaquei o quanto as religiões primam pelo autocontrole, como você deve lembrar. Mas elas também mostram o valor da empatia, da compaixão, do respeito – qualidades cognitivas essenciais para vivermos em sociedade. A espiritualidade, o brincar, o contato com a natureza, o amor. Todas essas coisas simples podem transformar a vida da sua criança e não demandam nenhum material ou habilidade específica, apenas sensibilidade.

CONCLUSÃO
os filhos que vamos deixar para o mundo

O que é ser criança no século XXI? Em comparação com as gerações anteriores, há perdas e ganhos. Certo é que as crianças estão se tornando protagonistas de suas histórias. Têm direito a falar do que gostam e do que não gostam, e suas opiniões são levadas em consideração pelos adultos. O acesso à educação na primeira infância melhorou nas últimas décadas no país, assim como as conquistas na área da saúde. A mortalidade infantil, por exemplo, caiu de 47,1 a cada mil nascidos vivos, em 1990, para 13,4 em 2017. Enquanto 20% das crianças entre 7 e 14 anos estavam fora da escola em 1990, atualmente, são apenas 4,7% – sendo que a escolaridade foi ampliada para 4 a 17 anos em 2009. Os dados são de um relatório divulgado recentemente pelo Unicef[119] em comemoração ao trigésimo aniversário da Convenção sobre os Direitos da Criança (CDC), a mesma que inspirou a criação do Estatuto da Criança e do Adolescente (ECA), em 1990. No entanto, conforme reforça o próprio documento, ainda enfrentamos inúmeros desafios, antigos e novos, para garantir todos os direitos a cada criança e adolescente, sem exceção.

Entre os desafios, a meu ver, estão as perdas em relação ao desenvolvimento. Noto que as crianças do século XXI têm menos chance de simplesmente serem crianças. O tempo livre e (bem) gasto no quintal ou na

brincar é fundamental

rua com os amigos tem sido substituído por telas de todos os tipos. Nada contra os jogos eletrônicos, no entanto, a maioria das crianças os utiliza de maneira passiva. Isso sem contar que favorecem o sedentarismo – e, por isso, o excesso de telas é apontado como uma das causas do aumento da obesidade infantil,[120] entre outros problemas já apresentados ao longo do livro. Paralelamente, a cobrança sobre as crianças aumentou e muito. Como recebem mais atenção, as expectativas sobre seus ombros crescem na mesma proporção. Em detrimento do brincar, são pressionadas a ler e a escrever cada vez mais cedo – só para citar um exemplo corriqueiro –, como se isso fosse garantia de sucesso acadêmico e profissional.

Uma coisa que não mudou, ou mudou pouco, foi o nível de valorização dos educadores. Quando decidi estudar pedagogia, na década de 1990, muitos familiares desaprovaram minha escolha. "Você é tão inteligente, por que não faz medicina ou algo que vá te dar mais dinheiro?", questionaram. Infelizmente, hoje a situação continua semelhante, visto que o salário médio anual do professor no Brasil é um dos menores do mundo, segundo a OCDE.[121] É isso que provavelmente está por trás da defasagem na formação e atualização dos professores, como mencionei no Capítulo 2. Não basta apenas se graduar com louvores, tal como acontece em outros setores, é importante que o educador esteja a par das últimas novidades da ciência e das práticas pedagógicas, de modo a otimizar a sua participação em sala de aula. A pandemia do coronavírus, em 2020, que obrigou educadores de todo mundo a se reinventarem, foi prova disso. Como possivelmente teria dito Charles Darwin (1809-1882), não é o mais forte que sobrevive, nem o mais inteligente, mas o que melhor se adapta às mudanças.

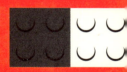

Você e a sua criança precisam remar juntos, como se estivessem em uma canoa, se quiserem avançar e chegar a algum lugar.

brincar é fundamental

HÁ ESPERANÇA

E como! Ao fazer um resumo da infância hoje, com seus altos e baixos, queria apenas reforçar a importância do adulto como mediador e potencializador desse processo. Como você aprendeu aqui, os primeiros anos são o alicerce da construção da vida. A boa notícia é que agora temos mais ferramentas para nos ajudar nessa "obra-prima".

O primeiro passo é entender como a sua criança aprende (A). Não estou falando apenas da educação formal, já que a aprendizagem é resultado de nossas experiências de vida, ou seja, da interação com o mundo. Por isso, a aprendizagem acontece a qualquer hora e em qualquer lugar. O cérebro da sua criança, onde tudo "acontece", já nasce pronto para aprender. Só precisa de um "empurrãozinho" seu, que pode ser traduzido como estímulo, cuidado e, principalmente, amor.

O segundo passo, talvez o meu preferido, é o brincar (B). Enquanto a sua criança está concentrada na brincadeira, seja sozinha ou em grupo, não está "apenas" brincando. E, sim, exercitando habilidades imprescindíveis para viver em sociedade, da criatividade à autorregulação. Não é por acaso que o brincar tem sido objeto de inúmeros estudos científicos no último século.

Na sequência, vem a cognição (C). As funções cognitivas, ou seja, processos mentais que nos permitem controlar e regular pensamentos, emoções e ações, podem até parecer algo complicado demais para quem não é da área a princípio. Mas compreender como funciona a mente da sua criança, como você pode perceber, facilita o dia a dia ao lado dela. E, o que é melhor, assim você pode ajudá-la a dominar suas emoções diante dos acontecimentos, e não o contrário.

conclusão Os filhos que vamos deixar para o mundo

Por fim, está o desenvolvimento (D), que pode ser dividido em motor, verbal, adaptativo e pessoal-social. Todos os quatro passos apresentados ao longo do livro estão relacionados – e tanto a genética quanto o ambiente os influenciam.

Usando o método 4 Passos ABCD como base, você poderá auxiliar a sua criança a se desenvolver de maneira completa e feliz. Mas sem pressa, porque cada uma das etapas é importante para a seguinte. E lembre-se: o caminho mais assertivo é o da simplicidade, como nos ensinam as próprias crianças. Não adianta comprar tudo do bom e do melhor para o seu filho se o ambiente em que ele vive for pobre de interação e afeto. Nem protegê-lo de tudo ou, pior, fazer tudo por ele. Em vez disso, pense em você e a sua criança como se estivessem em uma canoa: é preciso remar juntos para avançar e chegar a algum lugar.[122]

Ninguém está só nessa jornada, vale ressaltar. Pais e educadores devem trabalhar em parceria. Sem esquecer o apoio fundamental dos profissionais de saúde (pediatras, psicólogos, fonoaudiólogos, entre outros). Como geralmente são os primeiros a observar que algo está fora do esperado para a idade, acredito que esses profissionais tenham o poder de alterar o destino de uma criança. Esse acompanhamento faz diferença para todas as crianças: as típicas e as atípicas. Afinal, o desafio dos profissionais de saúde não é só tratar, como também prevenir.

Quem me conhece de perto sabe do quanto valorizo a inclusão na educação (isso é assunto para outro livro!). Também costumo elogiar o desempenho das Associações de Pais e Amigos dos Excepcionais (APAE) país afora. Gosto de dizer, ainda, que toda escola deveria ser como uma APAE porque toda escola precisa de uma estrutura abrangente, com profissionais de diferentes especialidades, com o intuito de aprimorar todos os

brincar é fundamental

aspectos do aluno. Como disse, é um trabalho a muitas mãos. E, enquanto mãe e educadora, posso dizer que nosso esforço vale a pena.

A gente fala muito sobre a questão ambiental e sobre todas as medidas que devemos tomar, da reciclagem do lixo à busca de energias sustentáveis, para salvar a natureza. E por que não nos preocuparmos da mesma forma com a natureza humana? O professor Mário Sergio Cortella diz que o "mundo que vamos deixar para nossos filhos depende dos filhos que vamos deixar para esse mundo". A essa reflexão, acrescento outra: deixemos seres humanos, e não filhos.

ANEXO I
11 brincadeiras simples que funcionam

Para ajudá-lo criativamente nas brincadeiras com as crianças, disponibilizo a seguir uma lista com algumas atividades que visam desenvolver a coordenação, aprimorar a atenção, a concentração e melhorar o processo de desenvolvimento dos pequenos. Entretanto, cabe lembrar que, como as atividades envolvem materiais que temos em casa, é importante sempre reutilizar quando for possível ou reciclar os materiais que são recicláveis. Faça uso responsável e aproveite!

ATIVIDADE 1

[Esta atividade pode ser trabalhada com crianças a partir de 3 anos.]

Materiais: Uma bacia grande de borda fina e prendedor de roupa.

Preparação do ambiente: Forre com um pano o lugar onde a criança irá se sentar para realizar a atividade, coloque os prendedores dentro da bacia e a bacia sobre o pano.

Objetivos: Desenvolver a coordenação motora fina, desenvolver a coordenação visomotora, aprimorar a atenção e a concentração.

Orientações: Disponibilize os materiais e explique à criança o que ela deve fazer. Peça a ela que pegue os prendedores dentro da bacia e os prenda em sua borda até não haver mais prendedores disponíveis. Auxilie a criança durante a atividade. Permita que ela retire e recoloque os prendedores, caso queira. Para crianças menores, que ainda estão desenvolvendo a preensão palmar e o movimento de pinça, coloque os prendedores na borda da bacia para que a criança possa retirá-los.

ATIVIDADE 2

[Esta atividade pode ser trabalhada com crianças a partir de 2 anos.]

Materiais: Uma caixa de sapato, palitos de sorvete, tinta guache de cores variadas e pincel ou esponja.

Preparação do ambiente: Delimite o espaço onde a criança realizará a atividade e deixe os materiais disponíveis. Separe os palitos em partes iguais e pinte-os com as cores de tintas que tiver (você pode convidar a criança a participar desse momento). Depois, encape a tampa da caixa de sapatos e pinte cada parte dela de uma cor, por exemplo, uma parte será verde, outra vermelha, outra amarela e outra azul. Atenção: as cores devem ser as mesmas usadas nos palitos. Quando a tinta estiver seca, faça um furo em cada parte da tampa do tamanho suficiente para caber um palito de sorvete.

Objetivos: Desenvolver a coordenação visomotora, desenvolver a coordenação motora fina, identificar e nomear cores, desenvolver a lateralidade e desenvolver o raciocínio lógico.

Orientações: Sente a criança diante da caixa de sapatos e identifique, junto com ela, as cores que estão pintadas na caixa. Em seguida entregue a ela os palitos e peça a ela que escolha um palito e o encaixe na parte com a cor correspondente, explicando que a cor do palito deve ser a mesma da parte em que será encaixado. Permita que a criança coloque e tire os palitos à vontade.

ATIVIDADE 3

[Esta atividade pode ser trabalhada com crianças a partir de 2 anos.]

Materiais: Rolos de papelão de papel higiênico ou papel toalha (ao menos 12, os de papel toalha podem ser cortados ao meio), tinta guache, pincel, tesoura e caixa de papelão ou caixa de sapato.

Preparação do ambiente: Recorte quadrados de papelão onde caibam quatro rolos, pinte os rolos de cores variadas e pinte círculos nos quadrados de papelão, um em cada canto.

Objetivos: Desenvolver a coordenação motora fina, desenvolver a lateralidade, identificar e nomear cores, desenvolver noções de espacialidade e equilíbrio e identificar e nomear formas geométricas elementares.

Orientações: Diante do material, identifique com a criança as cores presentes na atividade. Em seguida, peça a ela que pegue um dos quadrados de papelão e identifique as cores dos círculos desenhados nele. Então, ela deverá pegar rolos com a mesma cor e colocar sobre as bolinhas; depois, pegar outro quadrado e repetir a atividade. Sugira a ela que empilhe: após completar os quatro rolos, coloque o próximo quadrado sobre eles e então os próximos rolos, o máximo que a ela conseguir. Para que a criança consiga empilhar, utilize rolos de papel mais firmes.

ATIVIDADE 4

[Esta atividade pode ser trabalhada com crianças a partir de 4 anos.]

Materiais: Caixas de leite com tampa de rosca, caixa de sapato ou caixa de papelão, cola quente ou cola instantânea e tinta guache e pincel (opcional).

Preparação do ambiente: Recorte a parte de cima das caixas de leite onde está a tampa e cole-as na caixa de sapato, se preferir, pode colorir ou fazer algum desenho envolta do bocal e na tampa, para que além do movimento de rosquear, a criança possa correlacionar os desenhos iguais para encaixar.

Objetivos: Desenvolver a atenção e a concentração, desenvolver a coordenação motora fina e ampliar a lateralidade.

Orientações: Diante da caixa, disponibilize para a criança as tampas e explique a atividade. Caso não tenha pintado ou feito desenho, a criança apenas deverá encaixar as tampinhas em seus bocais. Caso tenha feito desenhos ou cores, oriente a criança a identificar cada um deles e relacionar o bocal e sua tampa.

ATIVIDADE 5

[Esta atividade pode ser trabalhada com crianças a partir de 7 meses.]

Materiais: Macarrão picado, pegador de macarrão, colheres, escumadeiras e recipientes de tamanhos diferentes.

Preparação do ambiente: Escolha o local onde a atividade será realizada e forre com um pano. Deixe os utensílios que serão utilizados durante a atividade ao alcance da criança. Cozinhe uma parte do macarrão. Entregue somente um tipo de macarrão por vez, primeiro o cru, depois o cozido.

Objetivos: Desenvolver o equilíbrio, desenvolver noções de espacialidade, desenvolver a coordenação motora ampla, proporcionar diferentes sensações (quente/frio e duro/mole), aprimorar a coordenação motora ampla e estimular o tato e o paladar.

Orientações: Diante do recipiente com o macarrão, permita que a criança pegue com a mão e também que prove o macarrão, ofereça a ela os utensílios para que ela possa transferir o macarrão do recipiente maior para outros menores. Primeiro, realize a atividade com o macarrão cru, depois, com o macarrão cozido. Se possível, entregue o macarrão ainda morno.

ATIVIDADE 6

[Esta atividade pode ser trabalhada com crianças a partir de 2 anos.]

Materiais: Canudinhos ou palitos de sorvete e uma garrafa de plástico de 500 ml.

Preparação do ambiente: Separe um lugar onde a criança possa se sentar e disponibilize os materiais para ela.

brincar é fundamental

Objetivos: Desenvolver a atenção e a concentração, desenvolver a coordenação motora fina e desenvolver a lateralidade.

Orientações: Com a garrafa e os canudos em mãos, explique ou demonstre que a criança deverá colocar os canudos dentro dela, quantos couberem.

ATIVIDADE 7

[Esta atividade pode ser trabalhada com crianças a partir de 10 meses.]

Materiais: Uma bola, caixa de papelão, bambolês, corda ou barbante e cadeiras.

Preparação do ambiente: Prepare um percurso de acordo com o espaço disponível e que exija habilidades de acordo com a idade da criança. As cadeiras podem ser dispostas para que a criança engatinhe por baixo, coloque a corda em zigue-zague, posicione a bola para que a criança possa chutá-la dentro da caixa e, por fim, posicione os bambolês.

Objetivos: Aprimorar a coordenação motora ampla, desenvolver a noção de espacialidade, ampliar o equilíbrio e a lateralidade.

Orientações: Oriente a criança sobre como parte do percurso deve ser feita: passar por baixo das cadeiras, em seguida andar sobre a corda, equilibrando-se, então chutar a bola dentro da caixa e, por fim, pular de um bambolê para o outro, com os dois pés, se conseguir. Caso não tenha bambolês, faça círculos no chão com um barbante ou desenhando com giz branco.

ATIVIDADE 8

[Esta atividade pode ser trabalhada com crianças a partir de 4 anos.]

Materiais: Cartolina ou quadro branco, canetinhas coloridas e carrinhos em miniatura.

anexo | 11 brincadeiras simples que funcionam

Preparação do ambiente: Coloque a cartolina na vertical em uma superfície plana e desenhe retângulos na parte inferior do tamanho dos carrinhos em miniatura. Desenhe um retângulo de cada cor para cada carrinho (se possível da mesma cor do carrinho) e escreva "saída". Na parte superior da cartolina, desenhe a mesma quantidade de retângulos e escreva "chegada". Entre os retângulos da parte superior e inferior, trace uma linha ligando as duas extremidades usando emaranhados, curvas e voltas. Lembre-se de usar a mesma cor para os retângulos nas pontas e também para a linha que liga esses retângulos. Já deixe os carrinhos posicionados na "saída".

Objetivos: Desenvolver a coordenação visomotora, desenvolver a atenção e a concentração, desenvolver a coordenação motora fina, identificar cores e criar noções de direcionalidade.

Orientações: Diante da cartolina com o percurso e os carrinhos posicionados, explique à criança que ela deverá levar o carrinho do ponto de saída até o ponto de chegada, passando por cima da linha, observando com atenção a cor, onde começa, por onde passa e onde termina.

ATIVIDADE 9

[Esta atividade pode ser trabalhada com crianças a partir de 5 anos.]

Materiais: Massinha, canudos e bolinha (pequena e leve).

Preparação do ambiente: Em uma mesa, crie "cobrinhas" de massinha e faça um caminho por onde a bolinha deverá passar. Você pode criar mais de um caminho, com diferentes níveis de dificuldade.

Objetivos: Praticar a habilidade de sopro, trabalhar os músculos da fala e da respiração, desenvolver/aprimorar a atenção e a concentração e criar noções de direcionalidade.

brincar é fundamental

Orientações: Ofereça à criança um canudo e posicione a bolinha no início do caminho, explique que ela deverá levar a bolinha de um ponto a outro sem encostar no objeto, apenas assoprando pelo canudinho e usando a força do ventinho que sair.

ATIVIDADE 10

[Esta atividade pode ser trabalhada com crianças a partir de 4 anos.]

Materiais: Palitos de churrasco, macarrão tipo *penne* ou padre nosso, um recipiente e suporte de isopor ou papelão.

Preparação do ambiente: Espete os palitos de churrasco no suporte desejado e coloque o macarrão cru no recipiente.

Objetivos: Desenvolver a atenção e a concentração, desenvolver a coordenação motora fina e desenvolver a lateralidade.

Orientações: Dê o suporte com os palitos para a criança e o recipiente com os macarrões. Explique que ela deverá colocar os macarrões nos palitos até que não caibam mais. Para crianças maiores pode-se oferecer um pedaço de barbante para que pratiquem a enfiagem.

ATIVIDADE 11

[Esta atividade pode ser trabalhada com crianças a partir de 2 anos.]

Materiais: Fita adesiva e palitos de sorvete.

Preparação do ambiente: Cole os palitos de sorvete sobre uma mesa com um pedaço de fita próximo a cada ponta.

Objetivos: Aprimorar a concentração e a atenção, desenvolver a coordenação motora fina e desenvolver a coordenação visomotora.

Orientações: Posicione a criança diante dos palitos e instigue-a a retirar as fitas para descolar os palitos da mesa.

ANEXO II
Indicadores do Desenvolvimento Infantil

Os Indicadores do Desenvolvimento Infantil são parâmetros que apresentam as habilidades a serem adquiridas e desenvolvidas em cada faixa etária. Esses parâmetros são conhecidos como **marcos do desenvolvimento** e são universais, o que significa que o desenvolvimento das crianças segue um padrão geral, independentemente do local onde tenham nascido ou da cultura em que tenham sido criadas.

Acompanhar esses indicadores é importante pois eles nos permitem observar se o desenvolvimento da criança está ocorrendo de maneira saudável e esperada, assim como perceber se há indícios de atraso em algum domínio ou habilidade. Ao monitorar as conquistas, avanços e eventuais atrasos na aquisição, desenvolvimento e consolidação das habilidades esperadas em cada faixa etária, criam-se condições para a oferta de estimulação adequada, bem como de intervenções precoces, que visem atender às necessidades específicas de cada criança. Assim, esses indicadores podem ser usados como uma forma de acompanhamento do desenvolvimento infantil.

A fim de favorecer a observação de cada aspecto do desenvolvimento, dividimos as habilidades em domínios: Linguagem (L), Cognição (C),

anexo II Indicadores do Desenvolvimento Infantil

Socioemocional (SE), Motricidade Ampla (MA) e Motricidade Fina (MF). Para cada um desses domínios, foram incluídas as principais habilidades a serem adquiridas e desenvolvidas em cada faixa etária. Para observar o desenvolvimento das crianças de 0 a 48 meses (de 0 a 4 anos), incluí cinco habilidades correspondentes a cada domínio, uma vez que o desenvolvimento nessas faixas etárias ocorre de maneira mais ampla e acelerada. Para observar as crianças de 48 a 72 meses (de 4 a 6 anos) incluí dez habilidades correspondentes a cada domínio. As tabelas foram adaptadas de do livro *Estimulação precoce: inteligência emocional e cognitiva de 0 a 6 anos*, de María del Carmen Ordóñez Legarda e Alfredo Tinajero Miketta[*].

Na última coluna da tabela, denominada "realiza" você poderá marcar um X ou pintar de verde o quadradinho que representa a habilidade que a criança realiza em cada domínio. Caso ela não realize, deixe em branco ou pinte de vermelho o quadradinho correspondente. Utilizar cores para registrar essas observações favorece a identificação dos avanços da criança, bem como da necessidade de maior estimulação em uma habilidade ou domínio específico.

Para identificar se a criança realiza a habilidade descrita nos indicadores, sugerimos que a observe com atenção em diferentes momentos e preferencialmente em situações cotidianas. Dedique especial atenção às habilidades que a criança ainda não realiza, buscando perceber se em outros momentos ou situações ela apresenta o comportamento esperado. Acompanhe nos meses seguintes se ela avançou nessa aquisição e se outras habilidades ou domínios também apresentam necessidade de maior estimulação.

---

[*] LEGARDA, M. C. O.; MIKETTA, A. T. **Estimulação precoce:** inteligência emocional e cognitiva de 0 a 6 anos. Tradução de Adriana de Almeida. Barueri: Grupo Cultural, 2008.

brincar é fundamental

Ressaltamos que esta é uma ferramenta qualitativa, sem caráter diagnóstico ou classificatório. Ao perceber indícios de atraso no desenvolvimento, procure ajuda especializada e busque orientação profissional.

anexo II Indicadores do Desenvolvimento Infantil

INDICADORES DO DESENVOLVIMENTO INFANTIL: DE 0 A 6 MESES

HABILIDADES	L	C	SE	MA	MF	Realiza
Comunica-se pelo choro, sorriso, fixação do olhar, emissão de sons, movimentação das pernas.	X					
Escuta com interesse os sons e reage a eles movendo-se ou ficando quieto para fixar atenção.	X					
Balbucia e faz ruídos, explora e emite novos sons, tranquiliza-se e responde à voz humana.	X					
Brinca de fazer bolhas com a saliva, coordenando o movimento de lábios e língua com respiração	X					
Pratica vocalizações "aa", "i", "u", "d", "b", "g", "k", "m", "p", "r", "ma", "pa", "ga", "gu".	X					
Apresenta reflexos palmar, plantar, de Babinski, de Moro, tônico-cervical, de rotação e de sucção.		X				
Presta atenção aos sons e dirige seus olhos e cabeça em direção a uma fonte sonora.		X				
Fixa olhar no rosto humano, dirige-o a fontes de luz, coordenando movimento de olho e cabeça.		X				
Reconhece familiares e pessoas próximas, procura coisa/pessoas escondidas na sua presença.		X				
Interessa-se por descobrir a relação causa-efeito, manipulando brinquedo para que faça som.		X				
Reconhece o cheiro, o rosto e a voz do cuidador principal, se acalma e sorri com sua presença.			X			
Ao entrar em contato com rostos humanos, faz caretas, gestos e gorjeios, buscando interação.			X			
Manifesta espontaneamente alegria, aborrecimento e frustração por meio de vocalizações.			X			
Demonstra interesse diante de sua imagem refletida no espelho e a acaricia.			X			
Escuta com atenção a voz humana, presta atenção se alguém a chama pelo nome.			X			
Carregada pelas axilas fica parada sobre uma superfície plana e suporta o próprio peso.				X		
Sustenta a cabeça com firmeza, apoiando-se nos antebraços, levanta o tórax e a cabeça.				X		
Domina as mudanças de posição de barriga para cima e barriga para baixo e vice-versa.				X		
Tenta arrastar-se ao apoiar em suas mãos. É possível que comece a engatinhar, arrastando-se.				X		
Senta-se apoiado em suas mãos por períodos curtos e com apoio durante cerca de trinta minutos.				X		
Descobre, junta, separa e agita suas mãos repetidas vezes.					X	
Em posição ventral, observa um objeto próximo utilizando o paladar, o olfato, o tato e a visão.					X	
Brinca e explora o uso das mãos, levando-as à boca, ao rosto, pegando e segurando objetos.					X	
Dirige sua mão até um objeto e o explora, experimentando diferentes texturas.					X	
Pega objetos com as duas mãos, empregando as palmas e o passa de uma mão à outra.					X	

brincar é fundamental

INDICADORES DO DESENVOLVIMENTO INFANTIL:
DE 6 A 12 MESES (1 ANO)

HABILIDADES	L	C	SE	MA	MF	Realiza
Bate palmas quando alguém lhe pede.	X					
Desaparece o balbucio e começa a imitar palavras emitidas pelos adultos.	X					
Aponta com o dedo distintos objetos e pessoas conhecidas.	X					
Emite de duas a cinco palavras, mas sua linguagem compreensiva é mais extensa.	X					
Gosta de canções infantis e que lhe leiam contos infantis; reconhece a figura de alguns animais.	X					
Apresenta noção de causa-efeito e resolve problemas simples do seu cotidiano.		X				
Diferencia grande de pequeno e perto de longe.		X				
Apresenta noção de permanência do objeto (sabe que ele existe mesmo não estando à vista).		X				
Utiliza uma mão preferida para atividades de precisão, usando a outra como auxiliar.		X				
Recorda situações ocorridas há semanas.		X				
Expressa suas emoções com gestos e abraços, apresenta empatia pelos outros.			X			
Mexe a cabeça em sinal de negação.			X			
Responde ao cumprimento, balançando sua mão.			X			
Apresenta avidez pelo contato social, preferindo a companhia de crianças maiores.			X			
Conhece o significado da palavra "não" e tenta desafiar a autoridade do adulto.			X			
Apresenta controle muscular e seus movimentos são mais seguros.				X		
Pega um objeto em cada mão e bate um contra o outro na linha média do seu corpo.				X		
Fica de pé e se agacha sem ajuda. Permanece em pé sem apoio.				X		
Domina o engatinhar e as posições sentado e ereto e é provável que já caminhe.				X		
Sobe nos móveis. Engatinha para subir e descer escadas.				X		
Desenvolve o movimento de pinça e utiliza todos os dedos de maneira livre.					X	
Usa o dedo indicador para explorar o que lhe interessa; com ele e o polegar, pega objetos.					X	
Coloca uma chave na fechadura.					X	
Rabisca uma folha de papel, ainda que seu traçado seja frágil.					X	
Coloca, tira, insere objetos pequenos com maior precisão, constrói torres de dois a três blocos.					X	

anexo II Indicadores do Desenvolvimento Infantil

INDICADORES DO DESENVOLVIMENTO INFANTIL: DE 12 A 18 MESES (DE 1 ANO A 1 ANO E MEIO)

HABILIDADES	L	C	SE	MA	MF	Realiza
Compreende quase tudo o que escuta. Sabe cerca de trinta palavras.	X					
Combina palavras de maneira telegráfica (exemplo: "Dá tetê"). Usa gestos e fala em jargão.	X					
Repete o final de rimas e canções, mesmo que de modo incoerente.	X					
Mostra interesse em conhecer o nome dos objetos.	X					
Mostra cerca de cinco partes do seu corpo.	X					
Brinca com jogos de simulação/imitação, como dar de comer a uma boneca, imitando o adulto.		X				
Monta quebra-cabeça de duas a três peças.		X				
Identifica cerca de seis objetos, apontando-os e nomeando-os. Reconhece imagens familiares.		X				
Executa ordens simples.		X				
Relaciona objetos por seu uso.		X				
Disputa brinquedos com outras crianças.			X			
Imita o que vê, principalmente atividades da rotina do lar.			X			
Manifesta seus desejos sem recorrer ao choro.			X			
Apresenta senso de humor, rindo em situações engraçadas.			X			
Faz gestos, carinhas, repetindo ações que agradam aos outros. Quer ser o centro das atenções.			X			
Caminha com um objeto em cada mão.				X		
Ao caminhar, agacha-se para pegar algo, em seguida levanta-se e continua caminhando.				X		
Enquanto caminha, consegue empurrar uma bola com os pés, embora ainda não a chute.				X		
Abre e fecha portas.				X		
Sobe e desce da cama e da cadeira, sem auxílio.				X		
Pega objetos de maneira simultânea, um com cada mão.					X	
Abotoa e desabotoa botões grandes.					X	
Rabisca com mais firmeza, fazendo traços horizontais.					X	
Coloca objetos pequenos em um furo e encaixa peças cilíndricas em um brinquedo.					X	
Ergue torres de três ou quatro cubos.					X	

brincar é fundamental

INDICADORES DO DESENVOLVIMENTO INFANTIL: DE 18 A 24 MESES (DE 1 ANO E MEIO A 2 ANOS)

HABILIDADES	L	C	SE	MA	MF	Realiza
Nomeia e aponta com o dedo a maioria dos objetos.	X					
Diz "sim" e "não" nas situações adequadas.	X					
Interpreta gestos de outras pessoas e, com base neles, pode adiantar-se a uma instrução.	X					
Utiliza elementos com função sintática em suas frases, como artigos, preposições e conjunções.	X					
Emprega diferentes tempos verbais nas frases, usa masculino e feminino, singular e plural.	X					
Brinca usando o jogo simbólico (faz de conta).		X				
Observa e pensa, antes de agir, prevendo suas ações.		X				
Executa de duas a três instruções seguidas.		X				
Demonstra intencionalidade nas ações, como esconder coisas para buscar em seguida.		X				
Se faz um traçado e é interrompida, consegue continuá-lo de onde parou.		X				
Controla melhor os esfíncteres, principalmente durante o dia, e pede para ir ao banheiro.			X			
Reproduz com perfeição tudo o que observa.			X			
Demonstra interesse em colaborar com as tarefas domésticas.			X			
Sente-se atraída pelos jogos sociais e aprecia cada vez mais a companhia de outras crianças.			X			
Depende menos do principal cuidador, apresentando maior autonomia nas ações.			X			
Domina a posição agachada e pula sem cair.				X		
Caminha para trás.				X		
Sobe e desce escadas sozinha, apoiando-se no corrimão.				X		
Arremessa e chuta uma bola sem perder o equilíbrio.				X		
Corre sem cair.				X		
Passa líquido, cereais e arroz de um recipiente para outro, derramando pouco.					X	
Constrói torres de oito a dez cubos.					X	
Rabisca traços verticais, horizontais, circulares, em V e em movimento de vaivém.					X	
Passa cordões por furos grandes.					X	
Usa tesoura para cortar papel.					X	

anexo II Indicadores do Desenvolvimento Infantil

INDICADORES DO DESENVOLVIMENTO INFANTIL: DE 24 A 30 MESES (DE 2 ANOS A 2 ANOS E MEIO)

HABILIDADES	L	C	SE	MA	MF	Realiza
Nomeia pessoas, animais, objetos e ações que observa em uma ilustração.	X					
Constrói frases com três a quatro palavras, emprega plural e incorpora o uso de opostos.	X					
Usa gestos enquanto fala, para fazer-se compreender. Move suas mãos e gesticula.	X					
Gosta e aprende com interesse canções infantis com a ajuda de movimentos corporais.	X					
Pergunta sobre a localização das coisas.	X					
Amplia seu tempo de atenção e concentração nas atividades.		X				
Compreende de duas a três instruções. Busca contato visual para seguir instruções verbais.		X				
Apresenta noção de quantidade, diferenciando um, muitos, pouco e nada.		X				
Monta quebra-cabeça de quatro peças.		X				
Agrupa objetos por determinada característica.		X				
Cumprimenta e despede-se quanto chega e vai embora.			X			
Através do jogo simbólico, expressa emoções, necessidades e desejos.			X			
Colabora em algumas atividades domésticas. Arruma seus brinquedos.			X			
Aprecia atividades lúdicas corporais, de danças, canções e cirandas.			X			
Imita o que o adulto faz, como por exemplo: pentear-se ou maquiar-se.			X			
Apresenta desenvoltura nos movimentos de pés e mãos e dança ao ritmo de uma música.				X		
Dá cambalhota com a supervisão de um adulto. Sobe a escada de um escorregador sozinha.				X		
Joga uma bola ao ar e a chuta.				X		
Salta em distância e aperfeiçoa seus pulos para os lados e no mesmo lugar.				X		
Corre e faz meias-voltas sem dificuldade.				X		
Controla o movimento dos pulsos e o uso da pinça. Move os dedos de maneira independente.					X	
Une seu polegar com todos os outros dedos de sua mão.					X	
Coloca objetos pequenos dentro de uma garrafa de modo intencional e com grande habilidade.					X	
Apresenta mais firmeza nos traços de linhas verticais, horizontais, circulares e em movimento de vaivém.					X	
Desenrosca tampas de garrafas e de potes com destreza.					X	

brincar é fundamental

INDICADORES DO DESENVOLVIMENTO INFANTIL: DE 30 A 36 MESES (DE 2 ANOS E MEIO A 3 ANOS)

HABILIDADES	L	C	SE	MA	MF	Realiza
Diz seu nome e sobrenome e os nomes de seus principais cuidadores.	X					
Articula frases com seis ou mais palavras.	X					
Ao expressar-se, utiliza sujeito, verbo e complemento.	X					
Narra experiências e expressas seus desejos e necessidades com fluidez e clareza.	X					
Brinca com os sons das palavras e amplia seu vocabulário.	X					
Nomeia e identifica de seis a oito cores.		X				
Sabe os conceitos de grande, pequeno, em cima, embaixo.		X				
Explora cada vez mais sua imaginação, fantasiando e inventando brincadeiras e histórias.		X				
Agrupa e classifica objetos de acordo com suas características.		X				
Aprecia brinquedos que desenvolvem a percepção visual, como jogo da memória.		X				
Melhora sua capacidade de ceder e compartilhar.			X			
Corresponde às demonstrações de afeto e demonstra-se sensível a críticas.			X			
Aprende a esperar a sua vez.			X			
Torna-se independente quanto à alimentação e vestuário.			X			
Sabe normas de educação e convivência. É educada e simpática com os outros.			X			
Caminha na ponta dos pés.				X		
Sobe e desce escadas alternando os pés. É provável que não precise apoiar-se no corrimão.				X		
Corre, adapta seu corpo para mudar de velocidade, de direção e para desviar de obstáculos.				X		
Pula do primeiro degrau de uma escada para baixo.				X		
Pedala um triciclo de maneira autônoma.				X		
Utiliza pincel de maneira apropriada.					X	
Amassa, rasga e cola papel.					X	
Desenha um esboço da figura humana.					X	
Faz traços firmes horizontais, verticais e oblíquos.					X	
Modela figuras com massa de modelar, seguindo um modelo.					X	

anexo II Indicadores do Desenvolvimento Infantil

INDICADORES DO DESENVOLVIMENTO INFANTIL: DE 36 A 42 MESES (DE 3 ANOS A 3 ANOS E MEIO)

HABILIDADES	DOMÍNIO					Realiza
	L	C	SE	MA	MF	
Pronuncia com clareza seu nome e sobrenome.	X					
Recita números de um a cinco.	X					
Faz uso de opostos, como alegre e triste, e de plural na linguagem oral.	X					
Constrói frases longas e liga duas frases com conjunções.	X					
Sabe canções de cor, canta e acompanha o ritmo da música batendo mãos e pés.	X					
Agrupa e pareia objetos com base em suas características, como cor, forma e tamanho.		X				
Identifica e nomeia de quatro a seis cores.		X				
Reconhece pelo menos três formas geométricas básicas (quadrado, triângulo e círculo).		X				
Diferencia grande e pequeno e muito e pouco em objetos e situações concretas.		X				
Dramatiza (interpretando papéis) nas brincadeiras.		X				
Colabora na ordem, arrumação e limpeza de determinados objetos.			X			
Inicia a compreensão do que significa "esperar a sua vez".			X			
Demonstra espontaneamente carinho por pessoas próximas e por membros da família.			X			
Integra-se nos jogos sociais não muito prolongados.			X			
Quando não quer fazer algo, expressa isso e negocia através da linguagem oral.			X			
Caminha de maneira mais segura, com mais equilíbrio e regula a velocidade ao correr.				X		
Sobe e desce escadas alternando os pés, sem auxílio.				X		
Pula para os lados alternando os pés.				X		
Permanece sentada durante períodos mais longos.				X		
Chuta a bola em diferentes direções.				X		
Constrói torres de dez ou mais cubos com boa coordenação.					X	
Colore os desenhos sem sair muito das bordas das figuras.					X	
Desenha um esboço de figura humana simples.					X	
Modela formas variadas com massinha de modelar e depois as nomeia.					X	
Imita o traçado de uma cruz com o exemplo de um adulto.					X	

brincar é fundamental

INDICADORES DO DESENVOLVIMENTO INFANTIL: DE 42 A 48 MESES (DE 3 ANOS E MEIO A 4 ANOS)

HABILIDADES	L	C	SE	MA	MF	Realiza
Recita números de um a dez.	X					
Usa bem as preposições "de", "em", "com".	X					
Utiliza pronomes pessoais e possessivos.	X					
No jogo dramatizado (brincadeira de faz de conta), fala e responde para si mesma.	X					
Gosta de repetir contos, parlendas e poesias.	X					
Sabe a própria idade.		X				
Nomeia pelo menos de seis a oito cores.		X				
Classifica os tamanhos grande, médio e pequeno em objetos concretos e no plano gráfico.		X				
Estabelece, de modo global, relações quantitativas como: muito, pouco ou nenhum.		X				
Relaciona o número à quantidade, até o três.		X				
Veste-se e despe-se com facilidade, sendo capaz de abotoar botões da frente e da lateral.			X			
Vai ao banheiro sozinha, sem a assistência de um adulto, durante o dia.			X			
Desenvolve jogo de papéis (exemplo: "Agora eu sou tal pessoa...").			X			
Demonstra paciência ao esperar sua vez.			X			
Pode apreciar tanto dar quanto receber.			X			
Alterna os pés para subir e descer escadas.				X		
Ao correr, as curvas são mais fechadas e a frenagem é mais aperfeiçoada.				X		
Pula de vinte a trinta centímetros e dá pulos curtos sobre um pé, mantendo o equilíbrio.				X		
Balança-se sobre um pé, sem apoio, durante cinco segundos.				X		
Arremessa e agarra uma bola com as duas mãos.				X		
Desenha um esboço de figura humana com mais detalhes e pelo menos três partes do corpo.					X	
Imita o traçado de uma cruz e de um quadrado depois de ver um modelo.					X	
Aperfeiçoa o traçado de um círculo.					X	
Rasga papel fazendo movimento de pinça.					X	
Utiliza tesouras, mesmo que ainda sem muita destreza.					X	

anexo II Indicadores do Desenvolvimento Infantil

INDICADORES DO DESENVOLVIMENTO INFANTIL: DE 48 A 60 MESES (DE 4 A 5 ANOS)

HABILIDADES	L	C	SE	MA	MF	Realiza
Sabe o endereço (e o telefone) de sua casa.	X					
Articula a fala de maneira clara, gesticula e usa preposições ao falar.	X					
Diferencia frente de trás e em cima de embaixo.	X					
Utiliza advérbios de tempo (exemplo: hoje, ontem, amanhã, cedo, antes).	X					
Discrimina/diferencia sons do ambiente.	X					
É comunicativa e pergunta sobre o significado das palavras que não conhece.	X					
Gosta e recita poesias, parlendas, trava-línguas, adivinhações, rimas e canções.	X					
Realizar leituras através de pictogramas (reconhece símbolos, logotipos).	X					
Conta histórias.	X					
Reconta uma história infantil contada por alguém.	X					
Reconhece e nomeia de oito a doze cores.		X				
Distingue noções temporais (antes e depois) e realiza atividades com ordem e sequência.		X				
Combina cores esperando ter novos tons.		X				
Identifica diferentes texturas e diferencia temperaturas.		X				
Entende instruções complexas.		X				
Utiliza noções de quantidade (muito e pouco, grande e pequeno, cheio e vazio, todos e nenhum).		X				
Relaciona o número à quantidade, até o cinco.		X				
Demonstra interesse pelas letras.		X				
Escreve de maneira imaginária.		X				
Propõe jogos e brincadeiras.		X				
Separa-se facilmente de seu principal cuidador.			X			
Amarra sozinha o cordão dos sapatos.			X			
Apresenta noção de perigo.			X			
Expressa e controla melhor seus sentimentos e emoções.			X			
Participa de jogos com regras, tradicionais e de papéis.			X			

brincar é fundamental

INDICADORES DO DESENVOLVIMENTO INFANTIL: DE 48 A 60 MESES (DE 4 A 5 ANOS)

HABILIDADES	L	C	SE	MA	MF	Realiza
Interage com seus pares (crianças de mesma idade ou nível de escolaridade).			X			
Interiorizou regras de convívio social/sabe que há coisas que não devem ser feitas.			X			
Mostra regras de educação: cumprimenta, despede-se, diz "por favor" e "obrigado".			X			
Veste-se e despe-se sem ajuda.			X			
Confunde fantasia com realidade e às vezes parece mentir, porém é apenas sua imaginação.			X			
Domina formas básicas do movimento como caminhar, correr, rodar, arrastar-se.				X		
Desloca-se por todo o espaço com movimentos coordenados e equilibrados.				X		
Caminha em linha reta e em várias direções com coordenação da ponta e do calcanhar do pé.				X		
Desce escadas com desenvoltura, alternando os pés.				X		
Freia a corrida.				X		
Tenta caminhar uns poucos metros para trás, combinando a coordenação ponta-calcanhar.				X		
Pula no mesmo pé cinco vezes seguidas.				X		
Pula alternando o pé.				X		
Para num pé só sem ajuda por oito segundos.				X		
Segue o ritmo e o pulso da música com movimentos do corpo.				X		
Monta quebra-cabeças de até vinte e quatro peças.					X	
Utiliza a pinça motora para pegar um lápis de cor.					X	
Apresenta coordenação e força nos braços.					X	
Traça linhas horizontais, verticais, inclinadas, curvas, onduladas, quebradas e em espiral.					X	
Aperfeiçoa seus traços circulares.					X	
Desenha uma cruz.					X	
Imita o traçado de uma escada e um quadrado, depois de observar um adulto.					X	
Desenha a figura humana com mais detalhes, incluindo pelo menos oito partes do corpo.					X	
Utiliza tesoura com grande destreza.					X	
Recorta círculos.					X	

anexo II Indicadores do Desenvolvimento Infantil

INDICADORES DO DESENVOLVIMENTO INFANTIL: DE 60 A 72 MESES (DE 5 A 6 ANOS)

HABILIDADES	L	C	SE	MA	MF	Realiza
Nomeia todas as partes do seu corpo.	X					
Usa diminutivos e expressões como "através de" e "ao redor de".	X					
Utiliza construções conjuntas do singular e plural (exemplo: "Tenho duas bolas e você tem uma.").	X					
Utiliza corretamente os gêneros masculino e feminino.	X					
Conhece e diferencia vogais, além de dizer palavras que comecem com determinada vogal.	X					
Diferencia letras semelhantes (exemplo: b/p, m/n, q/p).	X					
Identifica o som inicial e final de uma palavra.	X					
Identifica/faz rimas e aliterações.	X					
Cria um final diferente para uma história conhecida.	X					
Relata e interpreta uma história a partir de imagens.	X					
Diferencia e nomeia mais de dez cores.		X				
Reconhece e diferencia o som de diferentes objetos: longos e curtos, fortes e fracos.		X				
Apresenta boa memória, recordando e realizando múltiplas instruções.		X				
Relaciona o número à quantidade, até o dez.		X				
Mede de maneira simples o tamanho de objetos (exemplo: utilizando palitos de picolé).		X				
Utiliza quantificadores: mais que, menos que, igual a, grande, cheio, vazio, todos, nenhum.		X				
Estabelece relações entre quantidades de modo concreto, identificando maior e menor.		X				
Apresenta noção temporal: ontem, hoje, amanhã; dia, noite; rápido, lento; jovem, velho.		X				
Identifica em que direção se encontram a direita e a esquerda.		X				
Decide antecipadamente suas criações e explica o produto obtido.		X				
Distancia-se de seu principal cuidador com maior facilidade.			X			
Apresenta solução rápida aos seus problemas, mesmo não usando a lógica para resolvê-los.			X			
Serve um copo de água sem derramar o líquido.			X			
Fortalece suas relações de amizade e escolhe-as por afinidade.			X			
Participa do jogo regrado e competitivo.			X			

brincar é fundamental

INDICADORES DO DESENVOLVIMENTO INFANTIL: DE 60 A 72 MESES (DE 5 A 6 ANOS)

HABILIDADES	L	C	SE	MA	MF	Realiza
Brinca com seus pares e gosta de cooperar com eles.			X			
Prefere os jogos complexos aos simples.			X			
Apresenta normas de comportamento sociocultural, como: higiene pessoal e regras de cortesia.			X			
Apresenta consciência ambiental.			X			
Apresenta imaginação forte e diverte-se com ela.			X			
Caminha sobre as pontas dos pés e sobre os calcanhares por vários segundos.				X		
Pula imitando um sapo ou coelho alternando os pés.				X		
Pula corda.				X		
Balança-se em um pé sem dificuldade e sem ajuda.				X		
Mantém o equilíbrio sobre uma barra horizontal, sem ajuda.				X		
Desloca-se com um objeto em cima da cabeça, sem deixá-lo cair e sem perder o equilíbrio.				X		
Dá cambalhotas.				X		
Agarra a bola quando esta está em movimento.				X		
Arremessa a bola enquanto se desloca.				X		
Dança e faz movimentos no ritmo da música.				X		
Segura o lápis com pinça motora trípode: polegar – indicador – anelar.					X	
Monta quebra-cabeças com mais de vinte e quatro peças.					X	
Escreve seu nome.					X	
Pinta dentro da área delimitada, sem fugir das bordas das figuras.					X	
Copia escadas, quadrados, triângulos, losangos, ovais e outras figuras utilizando modelos.					X	
Realiza traços diagonais, oblíquos, curvos, em cruz, em zigue-zague e ondulados.					X	
Recorta figuras e as cola (exemplo: um triângulo, um quadrado e um retângulo para formar uma casa).					X	
Cola recortes sobre um papel em linha reta.					X	
Desenha objetos, animais e pessoas incorporando diferentes detalhes.					X	
Utiliza tesouras e corta linhas retas e irregulares.					X	

NOTAS

INTRODUÇÃO Intervalo de ouro

1. COELHO, A. L. A minha casa é Lanzarote. *In:* **Público.** 14 de out. de 1998. Disponível em: https://static.publico.pt/docs/cmf/autores/joseSaramago/entrevista-Saramago.htm. Acesso em: 22 abr. 2020.

2. O'MUIRCHEARTAIGH, J. *et al.* Interactions between White Matter Asymmetry and Language during Neurodevelopment. **The Journal of neuroscience: the Official Journal of the Society for Neuroscience**, v. 33, n. 41, p. 16170–16177, 9 out. 2013. Disponível em: https://doi.org/10.1523/JNEUROSCI.1463-13.2013. Acesso em: 14 ago. 2020.

3. BRAIN Architecture. **Center of Devoloping Child**. Harvard University. Disponível em: https://developingchild.harvard.edu/science/key-concepts/brain-architecture/. Acesso em: 22 abr. 2020.

4. 21 SEMANAS de gestação: sua 21ª semana começa. **Trocando fraldas**. Disponível em: https://www.trocandofraldas.com.br/21-semanas-de-gestacao/. Acesso em: 22 abr. 2020.

5. PARTANEN, E. *et al.* Prenatal Music Exposure Induces Long-Term Neural Effects. **PLOS ONE**, v. 8, n. 10, 2013. Disponível em: https://doi.org/10.1371/journal.pone.0078946. Acesso em: 14 ago. 2020.

6. ECHEVERRIA, M. O que o bebê aprende dentro do útero. **Crescer**, 6 out. 2015. Disponível em: https://revistacrescer.globo.com/Seu-bebe-nao-para/A-importancia-do-abraco/noticia/2015/10/o-que-o-bebe-aprende-dentro-do-utero.html. Acesso em: 22 abr. 2020.

7. BRAIN Architecture. **Center of Devoloping Child**. Harvard University. Disponível em: https://developingchild.harvard.edu/science/key-concepts/brain-architecture/. Acesso em: 22 abr. 2020.

8. SOUZA, L. Exposição contínua à tela do computador pode afetar crianças e jovens. **Agência Brasil**, 26 jun. 2019. Disponível em: https://agenciabrasil.ebc.com.br/saude/noticia/2019-06/exposicao-continua-tela-do-computador-pode-afetar-criancas-e-jovens. Acesso em: 22 abr. 2020.

9   BIERNATH, A. A bizarra história das crianças romenas que não eram amadas. **Veja Saúde**, 11 jan. 2018. Disponível em: https://saude.abril.com.br/blog/tunel-do-tempo/a-historia-bizarra-das-criancas-romenas-que-nao-eram-amadas/. Acesso em: 20 jul. 2020.

CAPÍTULO 1 Por onde começar?

10   ARIÈS, P. **História social da criança e da família**. 2. ed. Rio de Janeiro: Guanabara, 1981.

11   NASCIMENTO, C. *et al*. A construção social do conceito de infância: algumas interlocuções históricas e sociológicas. **Revista Contexto & Educação**, v. 23, n. 79, p. 74-63, 2008. Disponível em: https://www.revistas.unijui.edu.br/index.php/contextoeducacao/article/view/1051. Acesso em: 14 ago. 2020.

12   BRAGA, D. A infância como objeto da história. **Revista AngelusNovus**, n. 10, p. 15-40, 2016. Disponível em: https://doi.org/10.11606/ran.v0i10.123935. Acesso em: 14 ago. 2020.

13   ROUSSEAU, J.J. **Emílio ou Da educação**. São Paulo: Edipro, 2017.

14   CABRAL, J. F. P. A educação no *Emílio* de Rousseau. **Brasil Escola**. Disponível em: https://brasilescola.uol.com.br/filosofia/a-educacao-no-emilio-rousseau.htm. Acesso em: 14 jun. 2020.

15   MÉTODO Montessori. **Lar Montessori**. Disponível em: https://larmontessori.com/o-metodo/. Acesso em: 14 jun. 2020.

16   WYNN, K.; BLOOM, P. The moral baby. *In*: KILLEN, M.; SMETANA, J. G. (Eds.) **Handbook of moral development**. Hove: Psychology Press, 2013. p. 435-453.

17   UMA EM cada oito crianças tem problemas de saúde mental, revela estudo. **Catraca Livre**, 5 maio 2020. Disponível em: https://catracalivre.com.br/saude-bem-estar/uma-em-oito-criancas-tem-problema-de-saude-mental-revela-estudo/. Acesso em: 14 jun. 2020.

18   COLLUCCI, C. Internações de crianças devido a transtornos mentais crescem 36%. **Folha de S.Paulo**, 27 out. 2019. Disponível em: https://www1.folha.uol.com.br/equilibrioesaude/2019/10/internacoes-de-criancas-devido-a-transtornos-mentais-crescem-36.shtml. Acesso em: 14 jun. 2020.

19   PISA: como o desempenho do Brasil no exame se compara ao de outros países da América Latina. **BBC**, 3 dez. 2019. Disponível em: https://www.bbc.com/portuguese/brasil-50646695. Acesso em: 14 jun. 2020.

brincar é fundamental

20. WHY your kids should play in the dirt. **UBC Science**, 10 ago. 2016. Disponível em: https://science.ubc.ca/news/why-your-kids-should-play-dirt. Acesso em: 14 jun. 2020.

21. MARCH of Dimes Foundation. Folic acid saves 1,300 babies each year from serious birth defects of brain, spine. **ScienceDaily**, 15 jan. 2015. Disponível em: www.sciencedaily.com/releases/2015/01/150115134826.htm. Acesso em: 14 jun. 2020.

22. BRASIL. Ministério da Saúde. Agência Nacional de Vigilância Sanitária. **Resolução de Diretoria Colegiada – RDC Nº 344, de 13 de dezembro de 2002**. Brasília, 2002. Disponível em: http://portal.anvisa.gov.br/documents/10181/2718376/RDC_344_2002_COMP.pdf/b4d87885-dcb9-4fe3-870d-db57921cf73f. Acesso em: 14 jun. 2020.

23. FRANCO, L. Investir em educação para a primeira infância é a melhor "estratégia anticrime", diz Nobel de Economia. **BBC News Brasil**, 21 mai. 2019. Disponível em: https://www.bbc.com/portuguese/geral-48302274. Acesso em: 14 jun. 2020.

24. THE Norwegian University of Science and Technology. Babies exposed to stimulation get brain boost. **ScienceDaily**, 2 jan. 2017. Disponível em: www.sciencedaily.com/releases/2017/01/170102143458.htm. Acesso em: 14 jun. 2020.

25. MAGNUSSEN, S. *et al.* Simulating newborn face perception. **Journal of Vision**, v. 14, n. 13, 2014. Disponível em: https://doi.org/10.1167/14.13.16. Acesso em: 14 ago. 2020.

26. TODA criança pode aprender. Bebês nascem com 5 vezes mais neurônios do que terão quando adultos. **EBC**, 20 jul. de 2016. Disponível em: https://www.ebc.com.br/infantil/voce-sabia/2016/07/bebes-nascem-com-5-vezes-mais-neuronios-do-que-terao-quando-adultos. Acesso em: 14 jun. 2020.

CAPÍTULO 2 Tudo a seu tempo

27. BÍBLIA Online. **Eclasiastes 3:1-8.** Disponível em: https://www.bibliaonline.com.br/nvi/ec/3/1-8. Acesso em: 14 ago. 2020.

28. MADIGAN, S. *et al.* Association Between Screen Time and Children's Performance on a Developmental Screening Test. JAMA Pediatrics, v. 173, n. 3, p. 244-250, 2019. Disponível em: 10.1001/jamapediatrics.2018.5056. Acesso em: 22 jun. 2020.

notas

29 CRIANÇAS não têm mais destreza para segurar um lápis, revelam médicos. **Galileu**, 27 fev. 2018. Disponível em: https://revistagalileu.globo.com/Tecnologia/noticia/2018/02/criancas-nao-tem-mais-destreza-para-segurar-um-lapis-revelam-medicos.html. Acesso em: 22 jun. 2020.

30 PARINI, A. Crianças ainda precisam aprender a escrever à mão? **GaúchaZH (The New York Times)**, 31 jul. 2016. Disponível em: https://gauchazh.clicrbs.com.br/saude/vida/noticia/2016/07/criancas-ainda-precisam-aprender-a-escrever-a-mao-6977373.html. Acesso em: 22 jun. 2020.

31 SOCIEDADE BRASILEIRA DE PEDIATRIA. Grupo de Trabalho Saúde na Era Digital (2019-2021). **Manual de orientação #Menos Tela #Mais Saúde**, dez. 2019. Disponível em: https://www.sbp.com.br/fileadmin/user_upload/_22246c-ManOrient_-__MenosTelas__MaisSaude.pdf. Acesso em: 22 jun. 2020.

32 PASCHOAL, J. D.; MACHADO, M. C. G. A história da educação infantil no Brasil: avanços, retrocessos e desafios dessa modalidade educacional. **Revista HISTEDBR On-Line**, v. 9, n. 33, p. 78-95, 2009. Disponível em: https://doi.org/10.20396/rho.v9i33.8639555. Acesso em: 22 jun. 2020.

33 KRAMER, S. **A política do pré-escolar no Brasil**: a arte do disfarce. 5. ed. São Paulo: Cortez, 1995.

34 FIORETI, B. Ócio criativo: o que é e como aplicar a ideia para otimizar o home office. **UOL**, 24 mar. 2020. Disponível em: https://brufioreti.blogosfera.uol.com.br/2020/03/24/ocio-criativo-o-que-e-e-como-aplicar-a-ideia-para-otimizar-o-home-office/. Acesso em: jul. 2020.

35 ITAÚ SOCIAL; TODOS PELA EDUCAÇÃO. **Profissão Professor**. São Paulo, 2018. Disponível em: https://educacaointegral.org.br/wp-content/uploads/2018/07/Pesquisa-Professor_Dados.pdf. Acesso em: 22 jun. 2020.

36 FISHER, A. V. *et al*. Visual Environment, Attention Allocation, and Learning in Young Children: When Too Much of a Good Thing May Be Bad. **Psychological Science**, v. 25, n. 7, p. 1362-1370, 2014. Disponível em: https://doi.org/10.1177/0956797614533801. Acesso em: 22 jun. 2020.

37 MELHUISH, E. Efeitos de longo prazo da educação infantil: evidências e política. **Cad. Pesqui.**, São Paulo, v. 43, n. 148, p. 124-149, abr. 2013. Disponível em http://www.scielo.br/scielo.php?script=sci_arttext&pid=S0100-15742013000100007&lng=pt&nrm=iso. Acesso em: 22 jun. 2020.

38   BLANK, D. Andador: perigoso e desnecessário. **Sociedade Brasileira de Pediatria**, 7 nov. 2014. Disponível em: https://www.sbp.com.br/imprensa/detalhe/nid/andador-perigoso-e-desnecessario/ Acesso em: 22 jun. 2020.

CAPÍTULO 3 Você é o potencializador da sua criança

39   CONHEÇA o "mapa" da linguagem no cérebro. **Veja**, 6 maio 2016. Disponível em: https://veja.abril.com.br/ciencia/conheca-o-mapa-da-linguagem-no-cerebro/. Acesso em: 7 jul. 2020.

40   PIEPER, F. C.; NETO, A. S. A. Um estudo de caso sobre aprendizagem de conceitos de eletromagnetismo: A influência da hipercultura e mediação digital. *In*: X Encontro Nacional de Pesquisa em Educação em Ciências – X ENPEC. **Ensino e Aprendizagem de Conceitos Científicos**. Águas de Lindóia, 24-27 nov. 2015. Disponível em: http://www.abrapecnet.org.br/enpec/x-enpec/anais2015/resumos/R1370-1.PDF. Acesso em: 7 jul. 2020.

41   LEE, H. Bebês dormem em uma caixa de papelão na Finlândia. **BBC News Brasil** , 4 jun. 2013. Disponível em: https://www.bbc.com/portuguese/noticias/2013/06/130604_bebes_caixa_finlandia_an. Acesso em: 7 jul. 2020.

42   ENTENDA a origem da caixa de papelão distribuída para bebês na Finlândia. **Veja**, 5 fev. 2019. Disponível em: https://veja.abril.com.br/saude/entenda-a-origem-da-caixa-de-papelao-para-bebes-distribuida-na-finlandia/. Acesso em: 7 jul. 2020.

43   VICTORA, C. G. *et al*. Association between breastfeeding and intelligence, educational attainment, and income at 30 years of age: a prospective birth cohort study from Brazil. **Lancet Glob Health**, v. 3, n. 4, p. 199-205, 2015. Disponível em: https://doi.org/10.1016/S2214-109X(15)70002-1. Acesso em: 7 jul. 2020.

44   HOW do environmental and genetic factors influence on the development of a child? **Finnbrain**. Disponível em: https://sites.utu.fi/finnbrain/en/. Acesso em: 7 jul. 2020.

45   TUULARI, J.J. *et al*. Neural correlates of gentle skin stroking in early infancy. **Developmental cognitive neuroscience**, v. 35, p. 36-41, 2019. Disponível em: https://pubmed.ncbi.nlm.nih.gov/29241822/. Acesso em: 7 jul. 2020.

46   ECHEVERRIA, M. Amamentação e vínculo. **Crescer**, 8 jan. 2015. Disponível em: https://revistacrescer.globo.com/Os-primeiros-1000-dias-do-seu-filho/noticia/2015/01/amamentacao-e-vinculo.html. Acesso em: 7 jul. 2020.

notas

CAPÍTULO 4 Passo 1: Aprendizagem

47 KANDEL, E.; SCHRWARTZ, J.; JESSEL, T.M. **The Principles of Neural Science**. 4. ed. Nova York: McGraw-Hill Companies, 2000.

48 KIMBLE, G.A. **Hilgard and Marquis' Conditioning and Learning**. 2. ed. Nova York: Appleton-Century-Crofts, 1961.

49 NÚÑEZ, J. A. G.; BERRUEZO, P. P. **Psicomotricidade e Educação Infantil**. Madrid: CEPE, 2015.

50 ARAGUAIA, M. Sistema Nervoso Central. **Brasil Escola**. Disponível em: https://brasilescola.uol.com.br/biologia/sistema-nervoso-central.htm. Acesso em: 9 jul. 2020.

51 SANTOS, V. S. dos. O que é neurônio? **Brasil Escola**. Disponível em: https://brasilescola.uol.com.br/o-que-e/biologia/o-que-e-neuronio.htm. Acesso em: 9 jul. 2020.

52 LOBOS cerebrais: características e funções. **A Mente é Maravilhosa**, 16 out. 2018. Disponível em: https://amenteemaravilhosa.com.br/lobos-cerebrais-caracteristicas/. Acesso em: 9 jul. 2020.

53 SANTOS, V. S. dos. O que é neurônio? Brasil Escola. Disponível em: https://brasilescola.uol.com.br/o-que-e/biologia/o-que-e-neuronio.htm. Acesso em: 9 jul. 2020.

54 SANTOS, V. S. dos. O que é sinapse? **Brasil Escola**. Disponível em: https://brasilescola.uol.com.br/o-que-e/biologia/o-que-e-sinapse.htm. Acesso em: 10 de jul. 2020.

55 PINHEIRO, M. Fundamentos de neuropsicologia – O desenvolvimento cerebral da criança. **Vita et Sanitas**, Trindade/Go, v. 1, n . 1, 2007. Disponível em: http://fug.edu.br/revistas/index.php/VitaetSanitas/issue/view/1/6. Acesso em: 9 jul. 2020.

56 PETRIN, N. Cerebelo. **Todo Estudo**. Disponível em: https://www.todoestudo.com.br/biologia/cerebelo. Acesso em: 9 jul. 2020.

57 TRONCO encefálico. **Fundamentos em Bio-Neuro Psicologia PUC-Rio**. Disponível em: http://bio-neuro-psicologia.usuarios.rdc.puc-rio.br/tronco-encef%C3%A1lico.html. Acesso em: 9 jul. 2020.

58 COLUNA vertebral, medula e meninges. **Fundamentos em Bio-Neuro Psicologia PUC-Rio**. Disponível em: http://bio-neuro-psicologia.usuarios.rdc.puc-rio.br/coluna-vertebral-e-medula.html. Acesso em: 9 jul. 2020.

59 MALACARNE, J. Quando meu bebê vai sentar, rolar e engatinhar? **Crescer**, 15 mar. 2018. Disponível em: https://revistacrescer.globo.com/Bebes/Desenvolvimento/noticia/2018/03/quando-meu-bebe-vai-rolar-sentar-engatinhar-e-andar.html. Acesso em: 9 jul. 2020.

60 BRITES, L. Funções executivas: o que são e para que servem? **Neurosaber**. Disponível em: https://neurosaber.com.br/funcoes-executivas-o-que-sao-e-para-que-servem/. Acesso em: 9 jul. 2020.

61 SETÚBAL, J. L. Desenvolvimento cerebral na primeira infância, saúde e bem estar. **Instituto PENSI**, 3 mar. 2017. Disponível em: https://institutopensi.org.br/blog-saude-infantil/desenvolvimento-cerebral-na-primeira-infancia-saude-e-bem-estar/. Acesso em: 9 jul. 2020.

62 MARCH of Dimes Foundation. Folic acid saves 1,300 babies each year from serious birth defects of brain, spine. **ScienceDaily**, 15 jan. 2015. Disponível em: www.sciencedaily.com/releases/2015/01/150115134826.htm. Acesso em: 9 jul. 2020.

63 IGARASHI, M. *et al*. Impact of Maternal n-3 Polyunsaturated Fatty Acid Deficiency on Dendritic Arbor Morphology and Connectivity of Developing *Xenopus laevis* Central Neurons In Vivo. **Journal of Neuroscience**, v. 35, n. 15, 15 abr. 2015. Disponível em: Acesso em: 9 jul. 2020.

64 PINHEIRO, M. Fundamentos de neuropsicologia – O desenvolvimento cerebral da criança. **Vita et Sanitas**, Trindade/Go, v. 1, n . 1, 2007. Disponível em: http://fug.edu.br/revistas/index.php/VitaetSanitas/issue/view/1/6. Acesso em: 9 jul. 2020.

65 CONTE, J. Teste ajuda a diagnosticar pré-eclâmpsia precocemente. **Portal Drauzio Varella**. Disponível em: https://drauziovarella.uol.com.br/mulher-2/obstetricia/teste-ajuda-a-diagnosticar-pre-eclampsia-precocemente/. Acesso em: 9 jul. 2020.

66 VIEIRA, V. O verdadeiro risco de beber álcool na gravidez. **Veja Saúde**, 18 jan. 2017. Disponível em: https://saude.abril.com.br/medicina/o-verdadeiro-risco-de-beber-alcool-na-gravidez/. Acesso em: 9 jul. 2020.

67 MASSA, L. Fumar na gravidez: riscos que o cigarro pode trazer para o bebê. **Bebê.com.br**, 30 ago. 2017. Disponível em: https://bebe.abril.com.br/gravidez/fumar-na-gravidez-riscos-cigarro-pode-trazer-bebe/. Acesso em: 9 jul. 2020.

68 RAMOS, C. S.; FERNANDES, M. de M. A importância de desenvolver a psicomotricidade na infância. **EFDeportes.com, Revista Digital**. Buenos Aires, ano

15, n. 153, fev. 2011. Disponível em: https://www.efdeportes.com/efd153/a-importancia-a-psicomotricidade-na-infancia.htm. Acesso em: 9 jul. 2020.

69 HISTÓRICO da psicomotricidade. **Associação Brasileira de Psicomotricidade**. Disponível em: https://psicomotricidade.com.br/historico-da-psicomotricidade/. Acesso em: 9 jul. 2020.

70 COSTALLAT, D. M. **Psicomotricidade**. 7. ed. Porto Alegre: Globo, 1987.

71 O QUE é psicomotricidade? **Neurosaber**. Disponível em: https://neurosaber.com.br/o-que-e-psicomotricidade/. Acesso em: 9 jul. 2020.

72 UNICEF. **Situação da Infância Brasileira 2006**: Crianças de até 6 anos – O direito à sobrevivência e ao desenvolvimento. Brasília, 2005. Disponível em: http://www.crianca.mppr.mp.br/arquivos/File/publi/unicef_sowc/sit_inf_brasil_2006_completo.pdf. Acesso em: 9 jul. 2020.

73 MOREIRA, M. A. **Teorias de Aprendizagens**. São Paulo: EPU, 1995.

74 LUBY, J.L. *et al*. Preschool is a sensitive period for the influence of maternal support on the trajectory of hippocampal development. **PNAS**, 17 mar. 2016. Disponível em: www.pnas.org/cgi/doi/10.1073/pnas.1601443113. Acesso em: 9 jul. 2020.

75 CRIANÇAS com bom vocabulário aos 2 anos chegam mais preparadas ao jardim de infância. **O Globo**, 18 ago. 2015. Disponível em: https://oglobo.globo.com/sociedade/educacao/criancas-com-bom-vocabulario-aos-2-anos-chegam-mais-preparadas-ao-jardim-de-infancia-17208531. Acesso em: 9 jul. 2020.

76 NÚÑEZ, J. A. G, BERRUEZO, P. P. **Psicomotricidade e Educação Infantil**. Madrid: CEPE, 2015.

CAPÍTULO 5 Passo 2: Brincadeira

77 BENTEZEN, W. R. **Guia para observação e registro do comportamento infantil**. São Paulo: Cengage Learning, 2012.

78 DWORETZKY, J. P. **Introduction to Child Development**. 3. ed. Nova York: West, 1987.

79 FONSECA, V. da. Importância das emoções na aprendizagem: uma abordagem neuropsicopedagógica. **Revista Psicopedagogia**, v. 33, n. 102, p. 365-384, São Paulo, 2016. Disponível em: http://pepsic.bvsalud.org/scielo.php?script=sci_arttext&pid=S0103-84862016000300014&lng=pt&nrm=iso. Acesso em: 24 jul. 2020.

80 BRUSSONI, M. *et al*. What is the Relationship between Risky Outdoor Play and Health in Children? A Systematic Review. **International Journal of Environmental Research and Public Health**, v. 12, n. 6, p. 6423-6454, 2015. Disponível em: https://doi.org/10.3390/ijerph120606423. Acesso em: 24 jul. 2020.

81 BENTEZEN, W. R. **Guia para observação e registro do comportamento infantil**. São Paulo: Cengage Learning, 2012.

82 MARTORELL, G.; PAPALIA, D. E.; FELDMAN, R. D. **O mundo da criança**. 13. ed. Porto Alegre: AMGH, 2019. p. 290.

83 FARVER, J. A. M.; KIM, Y. K.; LEE, Y. Cultural differences in Korean- and Anglo-American preschoolers' social interaction and play behaviors. **Child Development**, v. 66, n. 4, p. 1088-1099, 1995. Disponível em: https://doi.org/10.2307/1131800. Acesso em: 24 jul. 2020.

84 REZENDE, E. de. Os 6 tipos de comportamentos sociais das crianças durante a brincadeira na teoria de Mildred Parten. **PsicoEdu**. Disponível em: https://www.psicoedu.com.br/2018/07/6-tipos-de-comportamentos-sociais-brincadeira-mildred-parten.html. Acesso em: 24 jul. 2020.

85 DIÓGENES, J. Brasileira tem cada vez menos filho, diz estudo. **O Estado de S.Paulo**, 17 out. 2018. Disponível em: https://brasil.estadao.com.br/noticias/geral,brasileira-tem-cada-vez-menos-filhos-diz-estudo,70002550384. Acesso em: jul. 2020.

86 HOSPITAL Infantil Sabará. **Higiene e imunidade**. Disponível em: https://www.hospitalinfantilsabara.org.br/sintomas-doencas-tratamentos/higiene-e-imunidade/. Acesso em: 24 jul. 2020.

87 OMO. **Valor do brincar livre: capítulo Brasil**, abr. 2016. Disponível em: https://drive.google.com/file/d/1MwoA-zXtD60uaiX-G8ntzyOlM14c5OmB/view. Acesso em: 24 jul. 2020.

88 YOGMAN, M. *et al*, COMMITTEE ON PSYCHOSOCIAL ASPECTS OF CHILD AND FAMILY HEALTH, COUNCIL ON COMMUNICATIONS AND MEDIA. The Power of Play: A Pediatric Role in Enhancing Development in Young Children. **Pediatrics**, v. 142, n. 3, 2018. Disponível em: https://doi.org/10.1542/peds.2018-2058. Acesso em: 24 jul. 2020.

CAPÍTULO 6 Passo 3: Cognição

89 KIELY, K. M. Cognitive Function. *In*: MICHALOS. A. C. (Eds.) **Encyclopedia of Quality of Life and Well-Being Research**. Dordrecht: Springer Netherlands, 2014. Disponível em: https://doi.org/10.1007/978-94-007-0753-5_426. Acesso em: 29 jul. 2020.

90 FONSECA, V. da. Papel das funções cognitivas, conativas e executivas na aprendizagem: uma abordagem neuropsicopedagógica. **Revista Psicopedagogia**, São Paulo, v. 31, n. 96, 2014. Disponível em: http://pepsic.bvsalud.org/scielo.php?script=sci_arttext&pid=S0103-84862014000300002&lng=pt&nrm=iso. Acesso em: 29 jul. 2020.

91 DIAMOND, A. Lições de Neurociência. Palestra. **Ciclo de Debates em Gestão Educacional; Itaú Social**, 2019. Disponível em: https://www.youtube.com/watch?v=axAfpYtjRVI. Acesso em: 29 jul. 2020.

92 UEHARA, E.; LANDEIRA-FERNANDEZA, J. Um panorama sobre o desenvolvimento da memória de trabalho e seus prejuízos no aprendizado escolar. **Ciência & Cognição**, Rio de Janeiro, v. 15, n. 2, ago. de 2010. Disponível em: http://pepsic.bvsalud.org/scielo.php?script=sci_arttext&pid=S1806-58212010000200004&lng=pt&nrm=iso. Acesso em: 29 jul. 2020.

93 A IMPORTÂNCIA da memória de trabalho. **A Mente é Maravilhosa**, 28 out. 2017. Disponível em: https://amenteemaravilhosa.com.br/importancia-da-memoria-de-trabalho/. Acesso em: 29 jul. 2020.

94 ECHEVERRIA, M. Saiba por que ser capaz de se adaptar é uma característica importante. **UOL VivaBem**, 27 ago. 2019. Disponível em: https://www.uol.com.br/vivabem/noticias/redacao/2019/08/27/voce-e-capaz-de-se-adaptar-veja-por-que-essa-caracteristica-e-importante.htm. Acesso em: 29 jul. 2020.

95 SIMPSON, A. *et al*. Refining the understanding of inhibitory processes: how response prepotency is created and overcome. **Developmental Science**, v. 15, n.1, p. 62-73, 2012. Disponível em: https://doi.org/10.1111/j.1467-7687.2011.01105.x. Acesso em: 29 jul. 2020.

96 SOUTO, R. Líderes precisam contar histórias. **Você S/A**, 29 jan. 2020. Disponível em: https://vocesa.abril.com.br/blog/rafael-souto/lideres-precisam-contar-historias/. Acesso em: 29 jul. 2020.

97 TAVARES, M. R. A relação entre as emoções e os processos cognitivos na aprendizagem à luz do pensamento complexo. **The Especialist**, v. 35, n. 1,

nov. 2014. Disponível em: https://revistas.pucsp.br/esp/article/view/21307. Acesso em: 29 jul. 2020.

98 SALLA, F. Henri Wallon e o conceito de emoção. **Nova Escola,** 1 nov. 2011. Disponível em: https://novaescola.org.br/conteudo/114/henri-wallon-conceito-emocao. Acesso em: 29 jul. 2020.

99 FONSECA, V. da. Importância das emoções na aprendizagem: uma abordagem neuropsicopedagógica. **Revista Psicopedagógica**, São Paulo, v. 33, n. 102, 2016. Disponível em: http://pepsic.bvsalud.org/scielo.php?script=sci_arttext&pid=S0103-84862016000300014&lng=pt&nrm=iso. Acesso em: 29 jul. 2020.

100 HENRI Wallon: o educador integral. **Nova Escola.** Disponível em: https://novaescola.org.br/conteudo/7229/henri-wallon. Acesso em: 29 jul. 2020.

CAPÍTULO 7 Passo 4: Desenvolvimento

101 ROMERO. J. Atrasos maturativos e dificuldades na aprendizagem. *In*: **Desenvolvimento psicológico e educação**: transtornos do desenvolvimento e necessidades educativas especiais. v. 3. Porto Alegre: Artmed, 2004.

102 PIRES, A. M. de B. ATRASOS no desenvolvimento da fala: como notar e contornar. **Veja Saúde**, 6 set. 2018. Disponível em: https://saude.abril.com.br/blog/experts-na-infancia/atrasos-no-desenvolvimento-da-fala-como-notar-e-contornar/. Acesso em: 15 jul. 2020.

103 SILVA, C. A. *et al*. Desenvolvimento de prematuros com baixo peso ao nascer nos primeiros dois anos de vida. **Revista Paulista de Pediatria**, São Paulo, v. 29 n. 3, set. 2011. Disponível em: https://doi.org/10.1590/S0103-05822011000300004. Acesso em: 15 jul. 2020.

104 VYGOTSKY, L. S. A. **Formação social da mente**. 7. ed. São Paulo: Martins Fontes, 2007.

105 BRITES, L. Qual é o período sensível do desenvolvimento motor da criança? **NeuroSaber**. Disponível em: https://neurosaber.com.br/qual-e-o-periodo-sensivel-do-desenvolvimento-motor-da-crianca/. Acesso em: 15 jul. 2020.

106 O'MUIRCHEARTAIGH, J. *et al*. Interactions between White Matter Asymmetry and Language during Neurodevelopment. **Journal of Neuroscience**, v. 33, n. 41, p. 16170-16177, 9. out. 2013. Disponível em: https://doi.org/10.1523/JNEUROSCI.1463-13.2013. Acesso em: 15 jul. 2020.

notas

107 FALCK-YTTER, T. *et al*. Eye tracking in early autism research. **Neurodevelop Disord 5**, n. 28, 2013. Disponível em: https://doi.org/10.1186/1866-1955-5-28. Acesso em: 15 jul. 2020.

108 UZEFOVSKY, F. *et al*. Young infants are pro-victims, but it depends on the context. **British Journal of Psychology**, v. 111, n. 2, p. 322-334, 12 jun. 2019. Disponível em: https://doi.org/10.1111/bjop.12402. Acesso em: 15 jul. 2020.

109 MINISTÉRIO DA SAÚDE. **Caderneta de Saúde da Criança Menino**: Passaporte da Cidania. Brasília, DF, 2013. Disponível em: https://bvsms.saude.gov.br/bvs/publicacoes/caderneta_saude_crianca_menino.pdf. Acesso em: 15 jul. 2020.

CAPÍTULO 8 Como estimular sua criança ao longo da primeira infância

110 GRABER, E. G. O crescimento físico de bebês e crianças. **Manual MSD**, fev. 2019. Disponível em: https://www.msdmanuals.com/pt/casa/problemas-de-sa%C3%BAde-infantil/crescimento-e-desenvolvimento/o-crescimento-f%C3%ADsico-de-beb%C3%AAs-e-crian%C3%A7as. Acesso em: 3 ago. 2020.

111 JOU, G. I. de; SPERB, T. M. Teoria da mente: diferentes abordagens. **Psicologia: Reflexão e Crítica**, Porto Alegre, v. 12, n. 2, 1999. Disponível em: http://www.scielo.br/scielo.php?script=sci_arttext&pid=S0102-79721999000200004&lng=en&nrm=iso. Acesso em: 3 ago. 2020.

CAPÍTULO 9 O simples que funciona

112 TERRA, M. R. O desenvolvimento humano na teoria de Piaget. **Instituto de Estudos da Linguagem (UNICAMP) – Publicações.** Disponível em: https://www.unicamp.br/iel/site/alunos/publicacoes/textos/d00005.htm. Acesso em: 7 ago. 2020.

113 PEDIATRAS lançam manual sobre os benefícios da natureza no desenvolvimento de crianças e adolescentes. **Sociedade Brasileira de Pediatria – Departamentos Científicos**, 27 maio 2019. Disponível em: https://www.sbp.com.br/imprensa/detalhe/nid/pediatrias-lancam-manual-sobre-os-beneficios-da-natureza-no-desenvolvimento-de-criancas-e-adolescentes. Acesso em: 7 ago. 2020.

brincar é fundamental

114 PINHEIRO, C. 8 benefícios do convívio com animais de estimação para a criança. **Bebê.com.br**, 27 jan. 2020. Disponível em: https://bebe.abril.com.br/saude/8-beneficios-do-convivio-com-animais-de-estimacao-para-as-criancas/. Acesso em: 7 ago. 2020.

115 GADOMSKI, A.M. *et al.* Pet Dogs and Children's Health: Opportunities for Chronic Disease Prevention? **Preventing Chronic Disease**, v. 12, 25 nov. 2015. Disponível em: 10.5888/pcd12.150204. Acesso: 7 ago. 2020.

116 BRONFENBRENNER, U.; MORRIS, P. A. The Bioecological Model of Human Development. *In*: LERNER, R. M.; DAMON, W. (Eds.) **Handbook of child psychology**: Theoretical models of human development. Hoboken: John Wiley & Sons, 2006. p. 793-828.

117 BLACKBURN, E.; EPEL, E. **O segredo está nos telômeros**. São Paulo: Editora Planeta, 2017.

118 MELO, C. de F. *et al*. Correlação entre religiosidade, espiritualidade e qualidade de vida: uma revisão de literatura. **Estud. pesqui. psicol.**, Rio de Janeiro, v. 15, n. 2, p. 447-464, jul. 2015. Disponível em http://pepsic.bvsalud.org/scielo.php?script=sci_arttext&pid=S1808-42812015000200002&lng=pt&nrm=iso. Acesso em: 7 ago. 2020.

CONCLUSÃO Os filhos que vamos deixar para o mundo

119 UNICEF BRASIL. **30 anos da Convenção sobre os Direitos da Criança: Avanços históricos, problemas que persistem e novos desafios**. 12 nov. 2019. Disponível em: https://www.unicef.org/brazil/comunicados-de-imprensa/30-anos-da-convencao-sobre-os-direitos-da-crianca-avancos-problemas-e-novos-desafios. Acesso em: 10 ago. 2020.

120 SOUZA, L. Em dia de conscientização, médicos alertam sobre obesidade infantil. **Agência Brail**, 3 jun. 2020. Disponível em: https://agenciabrasil.ebc.com.br/saude/noticia/2020-06/em-dia-de-conscientizacao-medicos-alertam-sobre-obesidade-infantil. Acesso em: 10 ago. 2020.

121 FERREIRA, P. Salário mínimo pago ao professor no Brasil é um dos piores do mundo. **O Globo**, 11 set. 2018. Disponível em: https://oglobo.globo.com/sociedade/educacao/salario-minimo-pago-ao-professor-no-brasil-um-dos-piores-do-mundo-23056381. Acesso em: 10 ago. 2020.

122 AFETO é fundamental. *In*: FUNDAÇÃO MARIA CECILIA SOUTO VIDIGAL. **Primeira infância em pauta**. Disponível em: https://www.primeirainfanciaempauta.org.br/a-crianca-e-os-outros-afeto-e-fundamental.html. Acesso em: 10 ago. 2020.

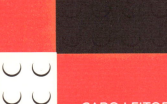

CARO LEITOR,
Queremos saber sua opinião sobre nossos livros.
Após a leitura, curta-nos no facebook.com/editoragentebr,
siga-nos no Twitter @EditoraGente, no Instagram @editoragente
e visite-nos no site www.editoragente.com.br.
Cadastre-se e contribua com sugestões, críticas ou elogios.

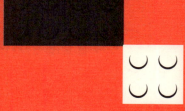

Este livro foi impresso
em papel pólen bold 70g
pela gráfica Rettec
em **fevereiro** de 2021.